Für Dich
Deine Familie
und Deine Liebsten

„Den Leuten gefällt das Buch. Selbst wenn man kein Feldenkrais macht vermittelt das Buch Inhalte die jeder kennen muss. Das Buch hilft wirklich zu verstehen wie und warum die Feldenkrais-Methode sich von anderen Methoden unterscheidet; und wie intelligent und effektiv sie ist.
Das Buch bringt aber auch denjenigen was die Feldenkrais schon kennen und damit arbeiten. Meine Schüler sagen mir oft, dass das Buch Spaß macht, dass es interessant zu lesen, verstehen und damit zu arbeiten ist. Sie lieben die Bilder und die Sprechblasen. Das Buch macht es ganz einfach Freunden und Verwandten zu erklären was man in Feldenkrais macht.
Das ist besser als lange Erklärungen. Man kann ihnen einfach das Buch in die Hand drücken und sagen:
»Schau, das machen wir im Feldenkrais!«
Das Buch ist modern, leicht zu verstehen und sieht zudem gut aus.
Obwohl es recht dünn ist, ist es nur so gespickt mit Informationen.
Es hat mich in der Vermarktung meiner Arbeit sehr viel weiter gebracht und ich bin echt froh, dass ich es gefunden habe."
– Carole Bucher, GCFP

„Exzellentes Buch über die Feldenkrais-Methode.
Eine sehr kreative Sichtweise für Studenten."
– Gail T.

„Alfons hat viele Möglichkeiten geschaffen um die Feldenkrais-Methode kennen- und verstehen zu lernen: durch sein Buch, seine Online-Kommunikation und seine leicht zugängliche Arbeit und Praxis. Ich würde jedem, der in seiner Nähe wohnt, empfehlen ihn zu besuchen, mit ihm zu studieren, Wege aus dem Schmerz zu finden, und sich in Richtung erfüllendes Leben zu orientieren."
– Deborah Elizabeth Lotus, GCFP

„Leicht und direkt"
– Shira S.

„Neuartiger, bildhafter Ansatz und cooles Design. Komplexe Information wird auf eine klare, einfache Art dargestellt. Das Buch ist leicht und unterhaltsam zu lesen. Es spricht hauptsächlich Neulinge der Feldenkrais-Methode an, obwohl ich aber glaube, dass die erfrischende Einfachheit und Klarheit auch von alten Hasen geschätzt wird. Ein Teil des Buches beschäftigt sich mit grundlegenden Konzepten der Methode, ein anderer zeigt einige Bildgeschichten im Comic-Stil, welche die Bewegungssequenzen erklären. Diese Bildgeschichten sind wahrscheinlich auch das Highlight des Buches. Wenn man das Buch herumzeigt sind es eben genau diese Bilder, die am meisten Interesse wecken und genauestens betrachtet werden."

– Karol

„Das Buch ist eins der besten, das ich seit langem gesehen habe. Jedem, der mir die Frage stellt: »Was ist Feldenkrais? Was macht man da?« empfehle ich dieses Buch. Ich liebe nicht nur die Taschenbuchausgabe, sondern auch das ebook, weil man da die Bilder vergrößern kann!"

– Lavinia Plonka, GCFP

„Diese Buch ist zum Lesen, Studieren und immer und immer wieder in die Hand nehmen. Ich hoffe, er schreibt noch eins!"

– Marcia H. Schoppik, GCFP

„Eine sehr gut lesbare Einführung in die Feldenkrais-Methode, mit einleuchtenden Erklärungen, Anweisungen und Bewegungssequenzen. Es beantwortet viele der Fragen, die die Leute haben, wenn sie etwas über die Feldenkrais-Methode wissen wollen. Und es beinhaltet auch Ideen für das Üben zuhause. Die Bildgeschichten sind eine wunderbare Hilfe um die Bewegungssequenzen zu verstehen – vor allem für diejenigen, die mehr visuell veranlagt sind."

– Sanfeld

„Sehr klares, konkretes, brauchbares Handbuch. Eine Art Bedienungsanleitung fürs Leben."

– Renée Dunham, GCFP

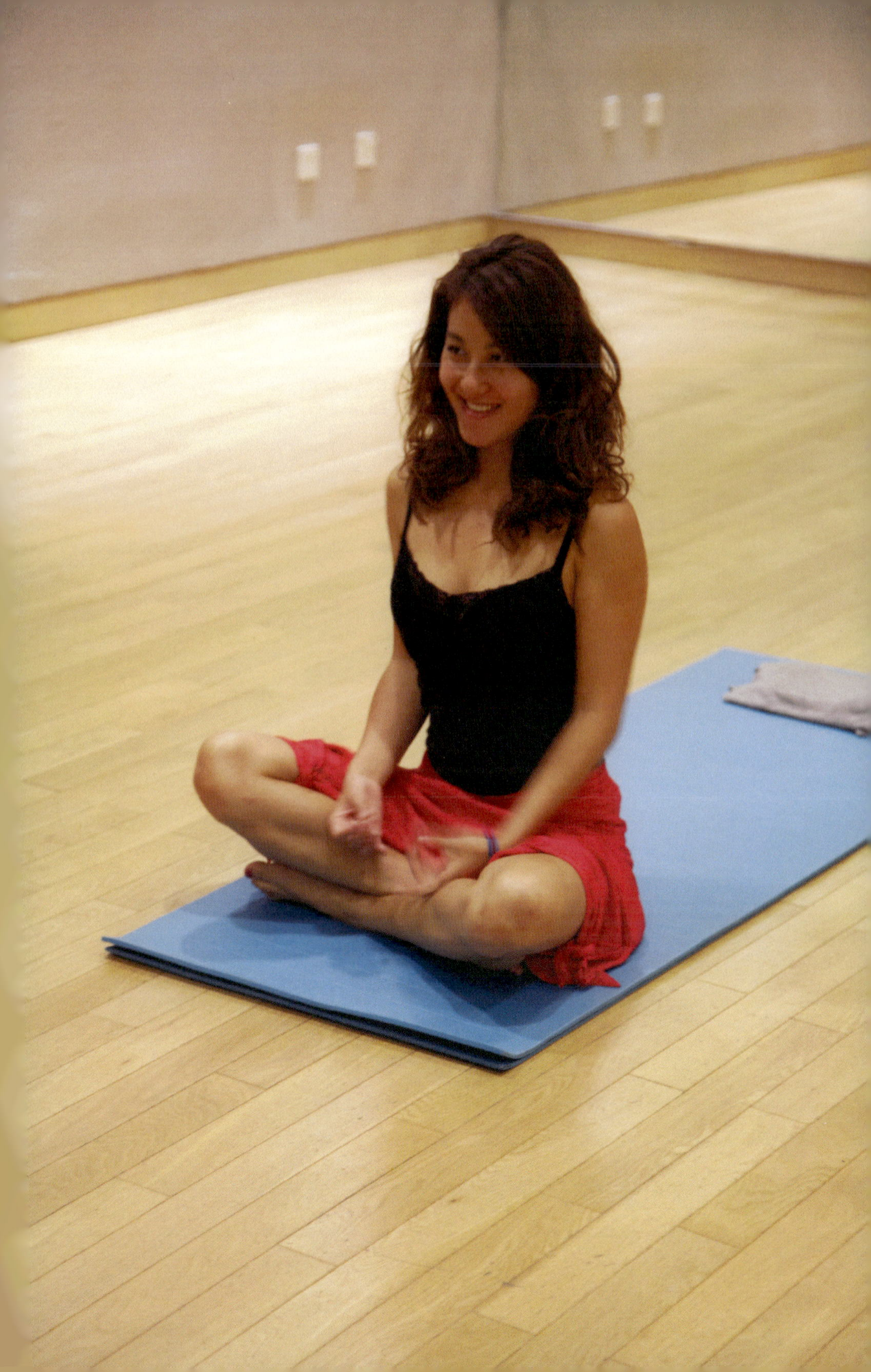

Unmöglich, möglich, leicht : Das Leben durch mehr Bewegungsqualität bereichern mit der Feldenkrais-Methode

6900 Bregenz, Österreich
www.feldenkraiswerkstatt.at
info@feldenkraiswerkstatt.at

Titel der Originalausgabe „My Feldenkrais Book" von Alfons Grabher, November 2010

In Österreich ist der Feldenkrais® Verband Österreich (FVÖ) für die Schutzerlangung und Erhaltung der Marken „Feldenkrais®" und „Der/die FVÖ zertifizierte/r Feldenkrais-LehrererIn®" zuständig. Der Feldenkrais® Verband Österreich empfiehlt seinen Mitgliedern in öffentlichen Publikationen „Feldenkrais" immer mit einem ® dahinter zu schreiben – zur Stärkung der Marke.

HINWEIS
Die Informationen in diesem Buch sind sorgfältig recherchiert, verstehen sich aber nicht als Ersatz für den Rat eines Arztes. Wer krank ist oder ärztliche Betreuung benötigt, sollte nicht mit den im Buch beschriebenen Übungen beginnen, bevor nicht der Rat eines kompetenten Arztes eingeholt wurde.

Printed by Createspace, an Amazon.com company
ISBN-13: 978-1535074247
ISBN-10: 1535074248

INHALTSVERZEICHNIS

NIMM PLATZ, MACHS DIR BEQUEM

Sollte man die Feldenkrais-Methode denn kennen?

Als ich 14 war brachte mein Vater einen der ersten Heimcomputer der Welt mit nach Hause: den Commodore VC-20. Damals wusste noch niemand so recht was Computer überhaupt sind, was man damit machen könnte, oder warum die interessant sein sollten. Ich wiederum war total begeistert: ich wusste, dass das was Besonderes war und fing an alles auszuprobieren und sogar meine eigenen Software-Programme zu schreiben. Diese habe ich dann stets mit meinem Schulfreund geteilt und wir waren uns beide einig, dass Computer die coolste Sache der Welt sind.

Allerdings fand ich auch ziemlich bald heraus, dass mein Kumpel und ich die einzigen waren, die das cool fanden. Die meisten meiner Klassenkameraden hatten null Verständnis für unser neues Hobby. Sie nannten uns abschätzig „Computerfreaks". Was sollte an einer elektrischen Tastatur und einem kleinen, flimmerndem Bildschirm cool sein? Für sie bedeutete „cool zu sein" heimlich Zigaretten zu rauchen, Bier zu trinken, und mit dem anderen Geschlecht zu flirten. Damals ahnte noch niemand wie sehr Computer schon bald unsere Welt verändern sollten.

Dieses Technikverständnis änderte sich schlagartig, als die ersten Handys auf den Markt kamen. Jeder wollte eins haben. Zudem wurden PCs und Heimcomputer finanziell erschwinglich und schon bald fand man einen in jedem Büro und auch fast jedem Wohnzimmer. Computer wurden ein nicht mehr wegzudenkender Teil unserer Welt.

Heutzutage kennt und spricht jeder über Computer und Software. Nur zum Beispiel: im Apple App Store befinden sich gegenwärtig über 2,2 Millionen Apps (Stand Juli 2016). Jeder kennt mehrere Dutzend Computerprogamme beim Namen und kann darüber sprechen. Manche Softwareentwickler werden wie Religionsführer oder Popstars verehrt. „Computerfreak" ist heutzutage ein hoch geschätzter und exzellent bezahlter Beruf. Etwas ganz und gar Unbekanntes ist zu einem zentralen Element unserer Gesellschaft geworden.

Ich sehe eine ganz ähnliche Entwicklung bei der Feldenkrais-Methode: etwas Unbekanntes wird zunehmend bekannter und wird eines Tages ein nicht mehr wegzudenkender Teil der Gesellschaft sein. Es ist nur eine Frage der Zeit – davon bin ich überzeugt. Mit „mehr über sich selbst zu lernen" meine ich, dass man sich nicht nur die klingenden Worte unserer großen Philosophen, Motivationsgurus und Kunstschaffenden anhört, sondern dass man eine Methode zur Verfügung hat mit der man sein Leben lang arbeiten und tatsächlich mehr über sich selbst erfahren kann. Eine Methode, die umfangreich genug ist, um auch nach Jahren der Beschäftigung damit immer noch neue, interessante Aufgaben und Lernsituationen zur Verfügung gestellt zu bekommen. Eine Methode, die eine Vielzahl an Bereichen des menschlichen Lebens miteinbezieht, geistig, physisch, philosophisch, psychologisch, meditativ, kreativ...

Im Moment gibt es noch keine großen Verlagshäuser, welche die Feldenkrais-Methode mit Millionenbudgets pushen, keine Celebrities, die von ihr schwärmen, keine großen Modemarken, Lebensmittelproduzenten oder Hotelketten, die beim Verkaufen helfen. Trotzdem wird die Feldenkrais-Methode – langsam, aber doch – immer bekannter.

Es ist kaum vorauszusagen wann die Feldenkrais-Methode den großen Durchbruch haben wird. Vielleicht wird sie auch gar nicht als Feldenkrais® bekannt werden, sondern in kleinen Häppchen mit vielen verschiedenen Namen serviert werden. Allerdings werden die ihr zugrundeliegenden Prinzipien, die Pädagogik und Lektionen, wie immer sie auch benannt werden, irgendwann wirklich jedem bekannt sein.

WIE KAM ES ZU DIESEM BUCH?

Feldenkrais® Lektionen erscheinen auf den ersten Blick zwar ganz einfach, aber eigentlich sind sie sehr komplex aufgebaut. Während des Unterrichts bin ich jedes Mal aufs Neue verblüfft. Ich kann dort sehen wie die Leute lernen, forschen, experimentieren, sich entwickeln. Wie sie zunehmend besser auf sich selbst aufpassen und irgendwie jünger, frischer und ausgeglichener aussehen... näher zu sich selbst kommen.

Allerdings scheint es so, als ob manches von dem, was ich während den Lektionen so erzähle, verloren gehen würde. Also nicht gerade zum einen Ohr rein zum anderen raus, aber es bleibt eben nicht immer alles hängen. Deshalb habe ich dieses Buch geschrieben, in dem man nochmals nachlesen kann, so eine Art Erinnerungs-Lehrbuch.

Das Buch soll vor allem die Qualität der Bewegungen und des Lernens beschreiben. Die Art „wie" gearbeitet wird. Natürlich auch ein bisschen das „was" und „warum", aber eben hauptsächlich das „wie". Und auch wie die Feldenkrais-Methode sich von anderen Methoden unterscheidet.

Mir kommt vor, als kämen viele Menschen vorerst zum Feldenkrais® Unterricht um ihre Schmerzen loszuwerden. Das ist schon gut und richtig so, aber die Feldenkrais-Methode kann viel mehr als das. Deshalb ist es auch (quasi) unmöglich, die Methode mit einer exakten Definition festzunageln. Darum versuche ich das in diesem Buch auch erst gar nicht. Stattdessen gebe ich einen Einblick, was einem bei Feldenkrais® so erwartet, wie das aussieht was man dort macht. Wenn jemand fragt „was ist Feldenkrais, was macht man da?", dann kann man einfach dieses Büchlein hier vorzeigen und sagen: „Schau, DAS macht man da". Ich habe versucht, das Buch ganz einfach und sehr leicht zugänglich zu texten und zu gestalten und ganz ohne Fachsimpelei auszukommen.

Beim Schreiben des Buches ist mir weiters aufgefallen, dass man so ein Buch gar nicht alleine machen kann: es braucht ein ganzes Netzwerk an Menschen und Kontakten. Ich möchte allen danken, die mir geholfen haben, bzw. ohne die dieses Buch nie entstanden wäre: Maverick Stoklosa für seine schönen und sehr persönlichen Fotos; Stefania, Valeria, Giorgio, Guillaume, Aurora, Sabine und Kenji dafür, dass sie mutig genug waren, sich derart ungeschminkt fotografieren zu lassen. Mein Dank an Heidi für ihre Arbeit als Editor sowie ihre stets hilfreichen Kommentare und positive Energie. David (ufohunter.net) für seine Hilfe mit Photoshop und InDesign. Super-Riesen-Dank an Oliver und das Team von Zeughaus (zeughaus.com) für das Layout und Print-Ready-Gestaltung – obwohl sie viel Zeitdruck von viel größeren Klienten und Projekten hatten, gaben sie mir immer das Gefühl, der wichtigste Klient zu sein; Richard Brown (bodyworksasia.cn) für seine Hilfe und Input; ein riesen Dankeschön an Cyril und Nick dafür, dass sie mir in Hong Kong ein Zuhause gegeben haben; Dank an die Jungs von ekohe.com in Shanghai, dass ich ihr Büro benutzen durfte; Dank an meine derzeitigen und früheren Studenten, dass ich von ihnen lernen durfte; ebenfalls ein riesen Dankeschön an Michelle dafür, dass sie mich nach Taiwan geholt hat, ohne die Eindrücke dort wären die Bildergeschichten nie so schön geworden; Dank an Bert Hellinger für sein persönliches Einverständnis, sein Gedicht abdrucken zu dürfen. Und mein Dank an alle weiteren Personen die mitgeholfen haben das Buch Wirklichkeit werden zu lassen: Elsa, John, Nick, Colin, Susa und vor allem auch Helene und Christa (in echt!).

ANMERKUNGEN ZUR 2TEN AUSGABE

Ein Buch zu schreiben ist eine Sache. Es zu vermarkten eine komplett andere. Ich danke allen, die mir bei der zweiten, viel schwierigeren Aufgabe geholfen haben. Studenten hören zumeist auf die Empfehlungen ihrer Lehrer und dementsprechend sende ich ein großes „Dankeschön" an alle, die dabei geholfen haben. Wenn Dir, liebe Leserin, lieber Leser, dieses Büchlein auch gefällt erzähle bitte auch Deinen Studenten, Klienten und Freunden davon (und mir auch!).

Seit dem Erscheinen der ersten Ausgabe sind inzwischen fünf Jahre vergangen und fast alle Exemplare verkauft worden. Deshalb war es Zeit eine Neuauflage zu gestalten. Die erste Ausgabe habe ich ja in China drucken lassen. Das ist natürlich billiger als sonstwo, aber hat auch den Nachteil, dass man die Druckkosten vorfinanzieren muss ebenso wie Transportkosten, Importzölle und Lagerhausgebühren. Deshalb habe ich für die 2te Ausgabe Createspace beauftragt, die Druckerei von Amazon. Die haben auch eine ordentliche Druckqualität und übernehmen den ganzen Prozess vom Druck bis zum Versand. Einfacher geht's nicht. Die Nachteile sind aber die hohen Gebühren und das amerikanische Format von 6 mal 9 Zoll. Letzteres hat es notwendig gemacht, das Buch komplett neu zu gestalten. Und weil ich ohnehin jeden Satz, jeden Buchstaben, jede Sprechblase usw. neu setzen musste, habe ich auch gleich ein paar von den Überschriften und Texten überarbeitet.

Seit dem Erscheinen der ersten Ausgabe habe ich über 400 Feldenkrais® Klassen unterrichtet, viel gesehen, eine Menge gelernt, und das wollte ich einfach mit einbringen. Es ist immer noch das gleiche Buch, aber in einem neuen Gewandt, verbessertem Wortlaut und mit nur so vielen Seiten wie absolut notwendig.

Ein bisschen Hintergrundinfo zur Feldenkrais-Methode

Moshé Feldenkrais ist der Erfinder der Feldenkrais-Methode. Geboren 1904 in Slavuta, Ukraine; verstorben 1984 in Tel Aviv. Er hat seinen Doktor der Ingenieurwissenschaften an der Sorbonne, Paris gemacht und hat das gesamte letzte Drittel seines Leben ausschließlich der Feldenkrais-Methode gewidmet. Von der überwältigend großen Menge an interessanten Fakten über sein Leben habe ich zwei ausgewählt:

1) Im Jahr 1933 wurde Moshé Feldenkrais dazu berufen im Team des Nobelpreisträgers Frédéric Joliot-Curie mitzuarbeiten, am Curie Institut Sorbonne, Paris. Eines der Projekte war die Erschaffung des ersten französischen Partikelbeschleunigers – ein Gerät, das für die Erzeugung von Atomenergie aber auch für die medizinische Forschung und organische Chemie gebraucht wird.

2) Im Jahr 1936 bekam Moshé Feldenkrais als einer der ersten Europäer den schwarzen Gürtel im Judo. „Judo" ist ein japanischer Kampfsport und kann als „der sanfte Weg" übersetzt werden. In seiner Zeit in Paris wurde Feldenkrais ein Freund von Jigaro Kano, dem Begründer des modernen Judo. Unter Kanos Leitung hat Feldenkrais dann den „Jiu Jitsu Club de France" gegründet (einem der ältesten Judo-Clubs in Europa den es übrigens heute immer noch gibt).

In diesen zwei Beispielen – Atomkraft und Judo – gibt es eine Gemeinsamkeit: minimale Änderungen im Kleinen am richtigen Ort und richtig ausgeführt erzeugen enorme Änderungen im Großen. Atomare Kernreaktionen starten mit dem Zusammenprall von winzigen Partikeln und führen mittels einer Kettenreaktion zur Verfügbarkeit von enormer Energie; im Judo achten die Kämpfer auf kleinste Veränderungen in der Balance des Gegners und nutzen diese aus, um diesen zu werfen oder sonst wie zu Fall zu bringen und zu punkten. Ein ähnliches Prinzip findet man in Feldenkrais® Lektionen... nur dass diese gewaltfrei, und die Änderungen zum Vorteil des Klienten sind. Viele Lektionen beginnen mit angenehmen, kleinen Bewegungen und entwickeln sich dann zu Bewegungen größeren Umfangs und Komplexität. Es gibt viele hundert Lektionen. Manche davon sind sehr leicht und manche sehr schwierig und eine große Herausforderung. Aber Schmerzen hat man nie (außer man übertreibt es, was aber nicht im Sinne des Erfinders ist). Es gibt prinzipiell zwei Arten die Feldenkrais-Methode zu unterrichten:

a) Einzelstunden (offiziell auch „Funktionale Integration" bzw. „FI" genannt). Dabei liegt der Klient angezogen auf einer Liege, welche ähnlich wie eine Massageliege aussieht, nur etwas niedriger und breiter ist. Mittels gekonnter Berührung sowie sanftem Ziehen und Drücken kommuniziert der Feldenkrais® Lehrer mit dem Klienten auf eine nonverbale Art und Weise. Dabei hilft der Klient weder mit noch arbeitet er dagegen, sondern beobachtet die Bewegungen aufmerksam.

b) Gruppenstunden (offiziell auch „Awareness Through Movement" bzw. „ATM" oder „Bewusstheit durch Bewegung" genannt). Die Klienten, oft auch Studenten genannt, werden verbal durch Bewegungsabläufe geführt. Diese sind ähnlich aufgebaut wie in den Einzelstunden, nur müssen die Klienten sich eben selbst bewegen. So lernt jeder die Bewegungsqualitäten selbst zu entdecken und zu nutzen.

Obwohl Moshé Feldenkrais, der Erfinder der Feldenkrais-Methode, bereits verstorben ist, sind seine Lektionen genauso frisch, aktuell und unerreicht in ihrer Genialität wie vor 30 Jahren.

Nicht alle Feldenkrais® Lehrer beachten die Marke Feldenkrais® (bzw. ist die Marke auch nicht in allen Ländern rechtlich geschützt), sondern vermarkten die Feldenkrais-Methode unter ihrer eigenen Marke. Nur zum Beispiel: Bones for Life™, das Programm für die Stimulierung von Knochenstärke durch natürliche Bewegung und eine gewichtstragende Körperhaltung. Hanna Somatic Education®, ein System für neuromuskuläre Schulung, das hilft schmerzfrei zu leben und sich angenehmer zu bewegen. Pregnant Pauses®, ein Bewegungsprogramm für Schwangere. Anat Baniel Method®, ein umfassendes System für Kinder mit Entwicklungsstörungen. Und so weiter. So einzigartig diese Programme auch sein mögen, sie alle basieren auf den Prinzipien, der Pädagogik und den Lektionen von Moshé Feldenkrais.

WARUM MACHT MAN FELDENKRAIS?

In der Feldenkrais-Methode gibt es eine große Anzahl an unterschiedlichen Lektionen mit sehr unterschiedlichen Lerninhalten. Wobei Anfänger üblicherweise wegen chronischer Schmerzen kommen (zumindest in meiner Praxis). Wegen langjährigen Knieschmerzen, Rückenschmerzen, Hüftschmerzen, Nackenverspannungen bis hin zu Schmerzen aus schiefgegangen Operationen, sind sie auf der hoffnungsvollen Suche nach endlich einer Lösung. Und die meisten finden sie auch. Allerdings ist das erst der Anfang. So schön die Freiheit von Schmerzen auch ist, die Feldenkrais-Methode kann noch viel mehr. Sie liefert die Grundlage für ein lebenslanges Lernen, für ständig neue Entdeckungen, Erfahrungen, Einsichten. Die Bewegungsabfolgen überraschen immer wieder aufs Neue, inspirieren, überzeugen durch ihre Finesse und Originalität.

Hier sind – schlagwortartig – ein paar Aussagen von Klienten zu den Effekten von Feldenkrais® Lektionen, persönliche Rückmeldungen mit keinem Anspruch auf medizinische bzw. rechtliche Gültigkeit: Verbesserte Kopfhaltung; schneller einschlafen; bessere Koordination beim Klettern; jüngeres Aussehen; besserer Hauttonus; weniger Sorgen um die „kleinen" Dinge; weniger Stress; weniger Nackenverspannungen; Linderung von Schmerzen im unteren Rücken; verbesserte Konzentrationsfähigkeit; das Leben als Ganzes besser genießen können; Harmonie und Heilung; mehr Flexibilität für Geist und Körper; verbesserte Balance und Motorik; Leichtigkeit in der Bewegung; beweglichere Wirbelsäule; mehr Energie, weniger Ermüdung; Magen und Darm hat sich beruhigt; weniger Kopfschmerzen; bessere Entspannungsfähigkeit; besser schlafen; mehr positive Gefühle über sich selbst; Verbesserung der allgemeinen Gesundheit sowie des allgemeinen Wohlbefindens und der Lebensqualität; verbesserte Achtsamkeit; weniger Wutausbrüche; bewusster gewordene Körperhaltung; weniger Depressionen und mehr Interesse am Leben; verringerte Launenhaftigkeit; Stimmung verbessert und das subjektive Wohlbefinden gesteigert; optische Tiefenwahrnehmung verbessert; räumliches Bewusstsein gesteigert; den kinästhetischen Sinn verbessert; mehr Selbstverwirklichung; Fähigkeit zur Anpassung an den Wandel verbessert; verminderte Feindseligkeit; weniger Toleranz für dysfunktionale Beziehungen; verbessertes Aussehen und Ausstrahlung; ich fühle mich fitter, habe mehr Energie, bin glücklicher und ruhiger; verbesserte Körperhaltung, Flexibilität und Koordination; gelinderte chronische Schmerzen und Bewegungseinschränkungen; weichere, gesünder aussehende Haut; verbesserte Körperhaltung im Sitzen, Stehen und Gehen; Linderung von Schmerzen und verbesserte Fähigkeit Verletzungen zu vermeiden; mehr Möglichkeiten um von anderen, alternativen Therapien zu profitieren; erhöhte Kraft, Ausdauer und Energie; verbesserte Flexibilität, Gleichgewicht und Koordination; mehr Selbstbewusstsein und Selbstzufriedenheit; weniger Angst und Stress; erholsamerer Schlaf; fühlt sich weniger gestört durch Lärm oder Licht beim Schlafen; weniger Schmerzen und Einschränkungen auf Grund des Alterungsprozesses; bessere Leistungen in Musik, Tanz, Theater und Leichtathletik; direkteren Zugriff auf das kreative Denken und Problemlösungen; die Fähigkeit verbessert eingefahrene Gewohnheiten in vielen Bereichen des Lebens zu ändern; bessere Beziehung zu sich selbst und anderen; gesünder und leistungsstärker; Bewegungen sind einfach und angenehm, ohne Anstrengung; Entspannung; effizientere, mühelosere Bewegung; das Bewusstsein für Ineffizienz und Mühe hat sich vergrößert, diese lassen sich somit leichter vermeiden; schrittweise Verringerung nutzloser Anstrengung; erhöhte kinästhetische Empfindlichkeit; bessere Selbstkontrolle; mehr Selbsterkenntnis und Bewusstsein der eigenen Taten; schnelle Rückkehr zum Sport nach Verletzung; Verbesserung der Lebensqualität ... und vieles mehr.

VERBREITUNG

Circa 1954 begann Dr. Moshé Feldenkrais in Tel Aviv, Israel, seine Methode hauptberuflich zu unterrichten. In den folgenden Jahren wurde er zu vielen berühmten Institutionen eingeladen, um Vorträge zu halten und seine Arbeit zu präsentieren. Frankreich, England, Deutschland, USA, die Schweiz, Japan, Moshé Feldenkrais war sehr viel unterwegs. Heutzutage wird Feldenkrais® von durch den Feldenkrais® Verband des jeweiligen Landes zertifizierten Feldenkrais-LehrerInnen® unterrichtet.

Feldenkrais® Klassen gibt es in über 30 Ländern und 10 Sprachen. Gruppengrößen reichen von einer bis zu weit über 200 Personen. Es gibt auch eine ganze Menge Literatur über und zur Feldenkrais-Methode. Moshé Feldenkrais selbst hat sieben Bücher nur über seine Methode geschrieben und es gibt stapelweise Transkriptionen von Interviews und Vorträgen. Im Moment so schätze ich gibt es über 100 Bücher über die Feldenkrais-Methode.

Viele dieser Bücher enthalten Feldenkrais® Lektionen und angeleitete Bewegungsabläufe. Aber es gibt auch Bücher mit rein wissenschaftlichen Abhandlungen und theoretischen Betrachtungen. Seit 2015 gibt es sogar zwei Biographien: „Moshé Feldenkrais – Der Mensch hinter der Methode" von Christian Buckard, und völlig separat erschaffen, aber fast zeitgleich erschienen: „A Life in Movement – The Biography of Moshé Feldenkrais" von Mark Reese in englischer Sprache.

Im Internet gibt es auch eine riesige Anzahl an Materialien: Interviews, Zeitungsartikel, Blogs, Podcasts, YouTube-Videos in vielen unterschiedlichen Formaten und zu vielen unterschiedlichen Themen rund um Feldenkrais®, online Audio-Lektionen, Aufnahmen aus tatsächlich unterrichteten Feldenkrais® Klassen, aber auch professionell produzierte Studioaufnahmen als CD oder DVD zum Kaufen und mitmachen. In wissenschaftlichen Datenbanken wie z. B. PubMed (U.S. National Library of Medicine) sind über 30 wissenschaftliche Studien speziell über die Feldenkrais-Methode zu finden.

Allerdings bleibt auch hier anzumerken, dass die beste Weise Feldenkrais® kennenzulernen bzw. die Grundlagen zu erlernen der persönliche Kontakt zu einem Feldenkrais® Lehrer ist und persönlich an Feldenkrais® Klassen teilzunehmen. Diese findet man an vielen unterschiedlichen Orten und Formaten: als VHS-Kurse, in Feldenkrais-Praxen (wie z. B. das „Feldenkrais Institut" in Wien, oder meine „Feldenkrais Werkstatt" in Bregenz), Yoga- und Pilates-Studios und in Fitnesscentern, aber auch an Universitäten und Hochschulen.

UNTER-SCHIEDE ZU ANDEREN METHODEN

Kein Herz-Kreislauf-Belastungstraining

In Feldenkrais® Lektionen gibt es kein Krafttraining, keine Workout-Routinen und auch kein Cardio-Training. Es gibt auch keine Übungen zur Verbesserung der VO_2 max-Leistung („VO_2 max" bezeichnet die maximale Sauerstoffaufnahme während inkrementellem Belastungstraining, typischerweise am Fahrradergometer oder auf dem Laufband). Diesbezüglich unterscheidet sich Feldenkrais grundlegend von Yoga, Pilates, Crossfit, Bodyweight-Training und anderen Sportarten, welche mitunter deutliche Verbesserung von Muskelkraft, Muskeldefinition und Herz-Kreislaufleistung zum Ziel haben.

Allerdings sind wir alle aus Fleisch- und Blut und ein anständiges Workout wirkt nicht nur belebend sondern gehört auch zu jedem anständigen Gesundheitsprogramm dazu. Dennoch ist „Workout" nicht alles. Es gibt noch etwas anderes in uns, das wir ganz speziell beachten können, ja sogar müssen: das komplexeste, mysteriöseste und veränderlichste Organ im bekannten Universum – das menschliche Nervensystem. Und mit eben genau diesem arbeiten wir in der Feldenkrais-Methode. Durch Lernen, Zuhören, Aufmerksamkeit, Experimentieren, Zulassen, Erfahren, Erforschen usw. Wir Nutzen die Fähigkeiten des Gehirns und der Neuroplastizität desselben. Die Feldenkrais-Methode ist eine Lehr- und Lernmethode. In Feldenkrais® Stunden wird dem menschlichen Lernen mit all seiner Würde und Schönheit Platz eingeräumt.

Kein Dehnen

In Feldenkrais® Lektionen gibt es keine Dehnungsübungen. Kein Dehnen zum Aufwärmen und auch nicht zum Abkühlen. Kein in der Endposition einer Stellung verharren und „hineinatmen". Kein passiv-statisches

Dehnen. Kein dynamisches Dehnen. Kein rhythmisches, schwingendes, federndes, wippendes, ballistisches Dehnen. Kein AIS Dehnen (Active Isolated Stretching). Und auch kein PNF-Dehnen (Propriozeptive neuromuskuläre Fazilitation). Gar kein Dehnen.

Und trotzdem: nach Feldenkrais® Lektionen fühlen sich die Studenten beweglicher an, die Bewegungen gehen leichter, weiter, der ganze Körper ist geschmeidiger. Wie ist das möglich?

In jeder Feldenkrais® Lektion sind eine Vielzahl von interessanten Konzepten eingearbeitet. Eines davon ist es keine Gewalt anzuwenden, um im äußersten Endbereich einer Bewegung noch ein paar Zentimeter mehr herauszwingen zu wollen – anstatt das zu nutzen, was leicht verfügbar ist. Man könnte es auch mit einem Gespräch zwischen zwei guten Freunden vergleichen: man trickst nicht, man streitet nicht, man zwingt sich nicht. Stattdessen spricht man über das, was leicht geht, was Freude macht, was für beide leicht verfügbar ist, und kommt dergestalt auf immer neue Themen, neue Sichtweisen; genießt Altbekanntes, aber inspiriert sich auch gegenseitig, eröffnet sich neue Gebiete und Horizonte. Je weniger Gewalt angewendet wird desto erfüllender sind die Gespräche, desto enger wird die Freundschaft.

Etwas wissenschaftlicher gesehen kommt die bessere Beweglichkeit von einer besseren Organisation des Körpers und dessen Bewegungen, durch die Verringerung unnötiger Anspannung der Haltemuskulatur, mitunter auch durch reziproke Hemmung, bzw. Antagonisten-Wechselwirkung (allerdings ohne zu dehnen). Auch Zusammenhänge zwischen einzelnen Muskelpartien und auch zwischen den Faszien spielen eine Rolle wie z. B. Robert Schleip, ein deutscher Humanbiologe, Diplom-Psychologe, Feldenkrais® Lehrer, Rolfer und Faszienforscher bei einer Studie mit Läufern herausgefunden hat: entspannte Nackenmuskulatur führt auch zu entspannter und erhöht leistungsbereiter Beinmuskulatur (bzw. der ischiocruralen Muskeln). Umgekehrt führt eine starke Anspannung der Nackenmuskulatur zu verringerter Leistung der Beinmuskulatur.

Aber sicherlich braucht es noch viel Forschungsarbeit um herauszufinden, welche wissenschaftlichen Tatsachen den genialen Lektionen von Dr. Moshé Feldenkrais nun tatsächlich zugrunde liegen. So z. B. führte James Stephens eine Studie durch mit dem Titel „Lengthening the Hamstring Muscles Without Stretching Using Awareness Through Movement" (übersetzt würde das in etwa lauten „Verlängern der ischiocruralen Muskeln ohne zu dehnen, nur mit Bewusstheit durch Bewegung"), publiziert in Physical Therapy, Journal of the American Physical Therapy Association (PHYS THER. 2006; 86:1641-1650). Die Studie kam zu folgender Schlussfolgerung: „Es konnte gezeigt werden, dass die ischiocrurale Muskulatur mit Hilfe der Feldenkrais-Methode im gleichen Ausmaß verlängert werden kann wie mit modernen, gängigen Dehnungsübungen. Warum das funktioniert muss aber noch weiter untersucht werden".

Keine Drills

Unter Drill versteht man umgangssprachlich einen strikt autoritären Unterrichts- oder Erziehungsstil, bei dem die Übenden durch sture Wiederholung immer gleicher Übungen und durch Auswendiglernen zu hohen Leistungen gebracht werden sollen. So was gibt's in Feldenkrais® Lektionen nicht.

In Feldenkrais® Lektionen wiederholt man die Bewegungen schon auch ein paarmal: 5, 10, vielleicht sogar 20 oder 30 Mal. Wie oft, das hängt aber vom Studenten ab bzw. wie lange etwas als interessant erachtet wird, wie lange man noch etwas neues findet, wie lange man noch frisch bei der Sache ist und so weiter. Anstelle eine Bewegung in der exakt gleichen Weise mit einer exakt vorgegeben Anzahl an Wiederholungen wieder und wieder zu wiederholen ist es den Studenten selbst überlassen wie lange sie sich mit einer Bewegung jeweils beschäftigen möchten – und wann sie es sein lassen möchten und zu etwas anderem wechseln.

Ein Konzept in Feldenkrais-Lektionen ist es nämlich, sich mit der jeweilige Bewegung sinnvoll zu beschäftigen, etwas über sie zu lernen. Diese Herangehensweise mag für zum Beispiel einen Hobbysportler etwas ungewohnt sein, ist aber für einen gut gecoachten Profi fast schon die Normalität. Um das Sport-Beispiel mit einem konkreten Fall zu verdeutlichen: Georg Liset ist ein Coach für Hammerwerfer an der Universität von New Hampshire, Neuengland, USA. Er schreibt in seinem Blog: „Bei den Olympischen Spielen 2004 hat der Japaner Koji Murofushi im Hammerwerfen Gold geholt. Mit 1,87 Metern Körpergröße und 90 kg Gewicht ist er einer der leichtesten und schlankesten Athleten dieser Disziplin. Jedoch ist Murofushis Technik so gut, dass sein relativ kleiner Körperbau kaum ins Gewicht fällt. Mit 84,86 m platzierte er den besten Wurf seit 10 Jahren und war damit der fünftbeste Werfer aller Zeiten.

Manche Hammerwerfen-Fans sagen, dass Murofushi seine exzellente Technik von seinem Vater Shigenobu hat – dieser war fünfmal Champion bei den Asian Games, und Halter des japanische Nationalrekords – bis ihn sein Sohn sich holte. Die Fähigkeit des jungen Murofushi, seine Bewegungen exakt zu lenken und seine Wurftechnik zu perfektionieren stammen von vielen Jahren Training und einer unzählbaren Anzahl an Würfen. Dazu kommentiert er: »Man muss sich auf jeden Wurf gesondert einstellen. Man muss eine Vielzahl von Faktoren beachten. Kein Wurf darf so sein wie der andere.«"

Und dann beendet George Liset sein Blogpost mit einer Frage: „Welches sind die Faktoren und Bedingungen, die man beachten muss, um so einen ausgereiften kinästhetischen Sinn wie Murofushi zu entwickeln und auf einem so hohen Niveau werfen zu können?"

Wie George Lisets Beispiel zeigt muss es einen bestimmten Ansatz, vielleicht sogar eine bestimmte Philosophie geben, um die einzelnen Techniken einer Sportart meistern zu können. Während der Hobbysportler vielleicht nach einer speziellen, totalen Technik sucht und mit viel Willenskraft und starren Übungsdrills zu trainieren versucht, geht der Profisportler variantenreichere Wege. Genau das zeigt dieser Satz „Kein Wurf darf so sein wie der andere".

Im Endeffekt werden die Würfe jedoch fast identisch aussehen und die motorisch-sensorischen Fähigkeiten müssen weit genug entwickelt sein, um minimalste Unterschiede wahrnehmen zu können. Die Zahnräder fassen präzise ineinander: minimalste Unterschiede müssen von eben jener Person wahrgenommen werden können, die diese produziert hat. Eine Fähigkeit bedingt die andere. Und genau an dieser Herangehensweise zu arbeiten – an einer immer feineren Wahrnehmung als auch immer detaillierteren Ausführung – ist eines der Dinge, die den Hobbysportler vom Profi unterscheidet.

Und folglich hat der Profi auch immer mehr Möglichkeiten, sich zeitnah an ständig wechselnden Bedingungen anzupassen – egal ob es sich dabei um das Wetter, die Tagesverfassung, die Ausrüstung, die Wettkampfbedingungen, die Gegenspieler usw. handelt.

In Feldenkrais® Lektionen wird empfohlen, zwischen den einzelnen Bewegungen immer wieder eine kurze Pause einzulegen und dann quasi erfrischt wie neu zu beginnen. Die Studenten versuchen ihre Aufmerksamkeit auf die Bewegungen beizubehalten. Sobald diese Aufmerksamkeit verloren ist findet auch kein Lernen mehr statt und es ist an der Zeit, eine neue Bewegung anzusagen und neue Erforschungen zu beginnen. In Feldenkrais® Lektionen sind Wiederholungen etwas anderes als Wiederholungen beim Sport oder sogar beim Yoga. Bei Feldenkrais® sind es Fragestellungen, Erforschungen, Möglichkeiten für Entdeckungen.

Wertschätzen von Individualität

Wir erkennen unsere Familienmitglieder und Freunde, aber auch die Leute mit denen wir viel Kontakt haben, nicht nur an ihren Gesichtern und Stimmen, sondern auch an der Art, wie sie sich bewegen und gehen. Wir erkennen sie sogar schon aus einiger Entfernung.

Das könnte man technisch analysieren und vielleicht mit unterschiedlicher Körpergröße, Knochenbau, Körperhaltung, sportlichen Neigungen, persönlicher Krankengeschichte, Psychologie usw. begründen. Aber warum immer alles so technisch? Die Art, wie ein Mensch sich bewegt, wie er aussieht, wie seine Stimme klingt usw., das ist eben so, wie dieser Mensch ist. Oder, um es mit den Worten des bunten Tieres aus dem Kinderbuchklassiker „Das kleine Ich bin ich" von Mira Lobe auszudrücken: „Sicherlich gibt es mich: Ich bin ich!".

Feldenkrais® LehrerInnen lassen jeder/jedem Studenten(in) ihre/seine Individualität und versuchen nicht, alle über einen Kamm zu scheren. Es wird nicht versucht dies oder jenes in einer Person streng zu unterdrücken oder rauszuholen, und schon gar nicht, wie man manchmal liest „die Schüler wie Rosenstöcke zu behandeln, die man zuschneiden und binden muss, damit sie edel und schön werden". Im Feldenkrais gibt es keine Kleidungsvorschriften, keine eigenen Modemarken, keine Vorschriften oder Ideale wie jemand auszusehen hat, sich zu halten hat, oder sprechen sollte. Es gibt keinen Wettbewerb wer beweglicher ist, wer eine Stellung länger halten kann, oder wer etwas schöner ausführt. Niemand wird korrigiert, niemand wird dazu angehalten mit dem Experimentieren aufzuhören und nun doch endlich dem Lehrer korrekt zu folgen.

Im Feldenkrais® wird jeder so akzeptiert, wie er ist. Man schwärzt niemanden an wenn er anders ist. Man meckert auch nicht am Gestell herum. Bei anderen Methoden wird zum Beispiel bemängelt, wenn jemandes rechte Schulter höher ist als deren linke oder das linke Bein länger erscheint als das rechte, wenn jemand einen Kreuzbiss hat oder schielt oder „falsch" atmet oder nicht so steht, geht, sitzt wie er der Methode nach sollte. So etwas passiert im Feldenkrais® Umfeld nicht.

In Feldenkrais® Lektionen wird angenommen, dass niemand sich absichtlich „blöd" stellt oder sich absichtlich ungünstig bewegt, absichtlich „schief" steht. Es wird angenommen, dass jeder sich nach seinen besten Möglichkeiten und seinem besten Wissen bewegt. Feldenkrais® ist eine Lehr- und Lernmethode. Es wird ein Lernumfeld angeboten, eine Atmosphäre, in der jeder Neues entdecken und Alternativen ausprobieren kann, in der sich jeder – seinen Möglichkeiten entsprechend – weiterentwickeln kann.

Es wird nicht korrigiert

Üblicherweise korrigieren Lehrer ihre Schüler bzw. erwarten die Schüler, dass sie von ihren Lehrern korrigiert werden. Egal ob Staatsschule, Privateschule, Yoga, privater Sprachunterricht, Tai Chi, Sport, Musik, Tanz und so weiter: der Lehrer ist der mit der Erfahrung, mit der abgeschlossenen Ausbildung, mit der Unterrichtsbefähigung, der Berechtigung zur Korrektur, und die Schüler sind die „Neuen", die Unerfahreren, die Lernenden, und auch eben die, die man korrigieren muss und die es sogar erwarten, korrigiert zu werden. Fast überall, wo unterrichtet wird, wird auch fleißig korrigiert. Das ist so normal, dass die Wenigsten überhaupt auf die Idee kommen würden, dieses Korrigieren in Frage zu stellen. Und wenn einmal nicht korrigiert wird, ist es fast schon so seltsam, dass die Schüler anfangen Korrektur und Beurteilung einzufordern.

In Feldenkrais® Klassen ist das anders. Es gibt keine bzw. fast keine Korrektur. Wenn jemand berichtigt wird, dann geschieht das zumeist nur in Anfängerkursen, um noch unerfahrene Feldenkrais® Studenten davor zu bewahren sich selbst weh zu tun; um sie vor ihrem eigenen Fleiß und Ehrgeiz zu beschützen; um sie schonend von der Gewohnheit korrigiert zu werden zu entwöhnen; um sie in Sachen somatisches Lernen mehr auf das Gleis der Selbständigkeit, des selbständigen Denkens, Handelns und Einschätzens zu führen. Dr. Moshé Feldenkrais hat viel über das Thema Korrektur gesprochen. Manchmal soll er laut gerufen haben: „Die Fähigkeit zu lernen ist das Wichtigste, was wir haben!"

Anstelle von Aufgaben mit entsprechenden Antworten sind Feldenkrais® Lektionen mehr eine Art aneinandergereihte Fragestellungen, auf die keine jeweils „richtige" Antwort erwartet wird, sondern verschiedenartigste Reaktionen möglich sind. Anstelle diese Reaktionen zu korrigieren, geht man womöglich zur nächsten Frage bzw. Bewegung über. Diese wiederum hilft die vorhergehende Frage besser zu verstehen und mit ihr arbeiten bzw. sie erforschen zu können.

Wenn man den menschlichen Körper betrachtet wird man feststellen, dass wir Menschen alle ein recht ähnliches Skelett, einen recht ähnlichen anatomischen Aufbau was Knochen, Muskeln, Sehnen, Nervensystem usw. betrifft. Aber im Detail gibt es viele Unterschiede. So zum Beispiel können Becken, Hüftgelenke und Oberschenkelhals – trotz aller Ähnlichkeiten – sehr unterschiedlich ausfallen. Sogar von Kultur zu Kultur verschieden. Manche Menschen können wunderbar lange und tief in der Hocke sitzen, andere werden das nie können. Das liegt in dieser Hinsicht nicht an fehlender Dehnung oder falscher Technik, sondern an den anatomischen Gegebenheiten bzw. der Form der Hüftgelenke.

Feldenkrais® Lektionen sind so formuliert, dass wir uns durch Bewegung selbst entdecken und so eine ganze Bandbreite an Möglichkeiten erfahren können. Da geht es erstmal gar nicht um richtig oder falsch.

WIE SEHEN FELDENKRAIS LEKTIONEN AUS UND WAS GIBT ES DABEI ZU BEACHTEN?

„Kann Feldenkrais bei Rückenschmerzen helfen?", „Bei Knieschmerzen?", „Nach einer Hüft-OP?", „Ist es gut gegen Bewegungseinschränkungen?" ... solche und ähnliche Fragen hört man als Feldenkrais® Lehrer oft. Und die Antwortet lautet in den meisten Fällen „Ja, Feldenkrais kann das", aber es kann noch mehr als das. Die Feldenkrais-Methode ist eine Lehr- und Lernmethode, auch wenn sie manchmal fälschlicherweise als Therapie bezeichnet wird. Und sie hat noch viel mehr zu bieten als „lediglich" Wiederherstellung von Funktion und Leistungsfähigkeit. Kompliziert gesprochen geht es auch darum, neuromuskuläre Prozesse und Gewohnheiten, die zu Stress und Verletzungen führen, zu verändern.

Wie das geht? Da geht probieren über studieren. Theorie ist eine Sache, Praxis die andere. Oder um den österreichischen Schriftsteller Ernst Ferstl zu zitieren: „Der Unterschied zwischen Theorie und Praxis ist in der Praxis weit größer als in der Theorie". Feldenkrais® muss man ausprobieren um es zu erfahren.

Zu Beginn würde ich vorschlagen, sich vorwiegend auf die Bewegungsqualität zu konzentrieren, so wie es in den nachfolgenden Texten beschrieben wird. Und erst später die Aufmerksamkeit in Richtung Theorie zu lenken. Natürlich ist diese auch interessant; speziell, wenn man sich für Humanwissenschaften interessiert. Aber auch die technischen Aspekte der Bewegungskombinationen sind interessant und wissenschaftlich aktueller denn je. Eine Beugung der Wirbelsäule, gefolgt von einer Streckung, dazu ein Twist, und dann wiederum eine Beugung. Warum macht man das, welche Reflexe werden dadurch aktiviert, welche Bewegungsmuster geklärt? Wie können Bewegungseinschränkungen Bewegung begünstigen? Was bringt es, die gleiche Bewegung in verschiedenen Lagen durchzuführen, wie wirkt eine solcherart veränderte Beziehung zur Schwerkraft auf das Selbstbild und Selbsterleben? Eine faszinierende Welt der Biomechanik, pädagogischer Konzepte und Neuropsychologie, über die schon viel theoretisiert wurde.

Allerdings empfehle ich – wie schon gesagt – speziell zu Beginn beim Praktischen zu bleiben. Sich auf das Erleben einzulassen, die Lektionen auszuprobieren und mit ihnen zu experimentieren. Und erst nach und nach die Theorie dahinter dazu zu sammeln. Es gibt hunderte, vielleicht sogar über tausend verschiedene Feldenkrais® Lektionen im Nachlass von Moshé Feldenkrais. Es folgt eine kleine Auswahl.

12 Menschen, 12 Varianten

Jeder Mensch ist einzigartig. Das gilt für den Fingerabdruck genauso wie für das Aussehen, die Stimme, die Körperhaltung und sogar für Bewegung: jeder Mensch bewegt seinen Körper auf ein bisschen eine andere Art als alle anderen. Wenn man zum Beispiel 12 Menschen bitten würde ihre Füße aufzustellen (in Rückenlage), dann würde man 12 verschiedene Varianten zu sehen bekommen.

In einem gedruckten Buch kann man diese Bewegungen zwar nicht zeigen, aber Fotos einzelner Stellungen schon. Welche Unterschiede kannst Du erkennen? Wie nah bzw. fern steht in den einzelnen Fotos der rechte Fuß vom linken entfernt? Wie weit steht der rechte bzw. linke Fuß vom Becken weg? Wie weit ist der rechte bzw. linke Fuß einwärts bzw. auswärts gedreht? Wie stark ist das rechte bzw. linke Knie nach aussen bzw. innen geklappt? Berühren alle Zehen den Boden?

Wenn man das in einer echten Feldenkrais® Klasse sieht, dann wird man bemerken, dass jeder Mensch seine Füße anders führt, um sie zum Stehen zu bringen. Genau so wie auch jeder Mensch seine eigene Handschrift hat. Dass jemand seine Füße jedes mal auf eine andere Art oder jedes mal an einem anderen Platz zum Stehen bringt ist sehr selten.

Was kann man daraus schließen? Genau so wie ein routinierter Arzt, erfahrener Gesangslehrer oder Automechaniker schon beim ersten Hinsehen (bzw. Hinhören) ein paar Annahmen treffen kann, kann man das auch in Sachen Bewegung bzw. Bewegungsqualität und -bewusstheit tun. Zum Beispiel sieht es auf allen 12 Photos so aus, als ob die Knie nicht über den Füßen balanciert wären. Nun könnte man annehmen, dass die Hüftmuskulatur (und vielleicht auch die Rückenmuskulatur) unnötig angespannt ist. Wenn man die Füße derart ungünstig hinstellt, dann müssen Muskeln die Beine halten – sonst würden diese ja umfallen.

Nun liegt es am Feldenkrais® Lehrer, den Studenten dabei behilflich zu sein das zu spüren, zu entdecken, neue Wege bzw. Alternativen zu finden, mehr über sich und gleichzeitig auch über andere zu lernen. Ohne das „Richtige" vorzuzeigen, ohne zu fordern, ohne zu rügen, ohne zu korrigieren; eben mit der Feldenkrais® Pädagogik Feldenkrais® Lektionen zu unterrichten.

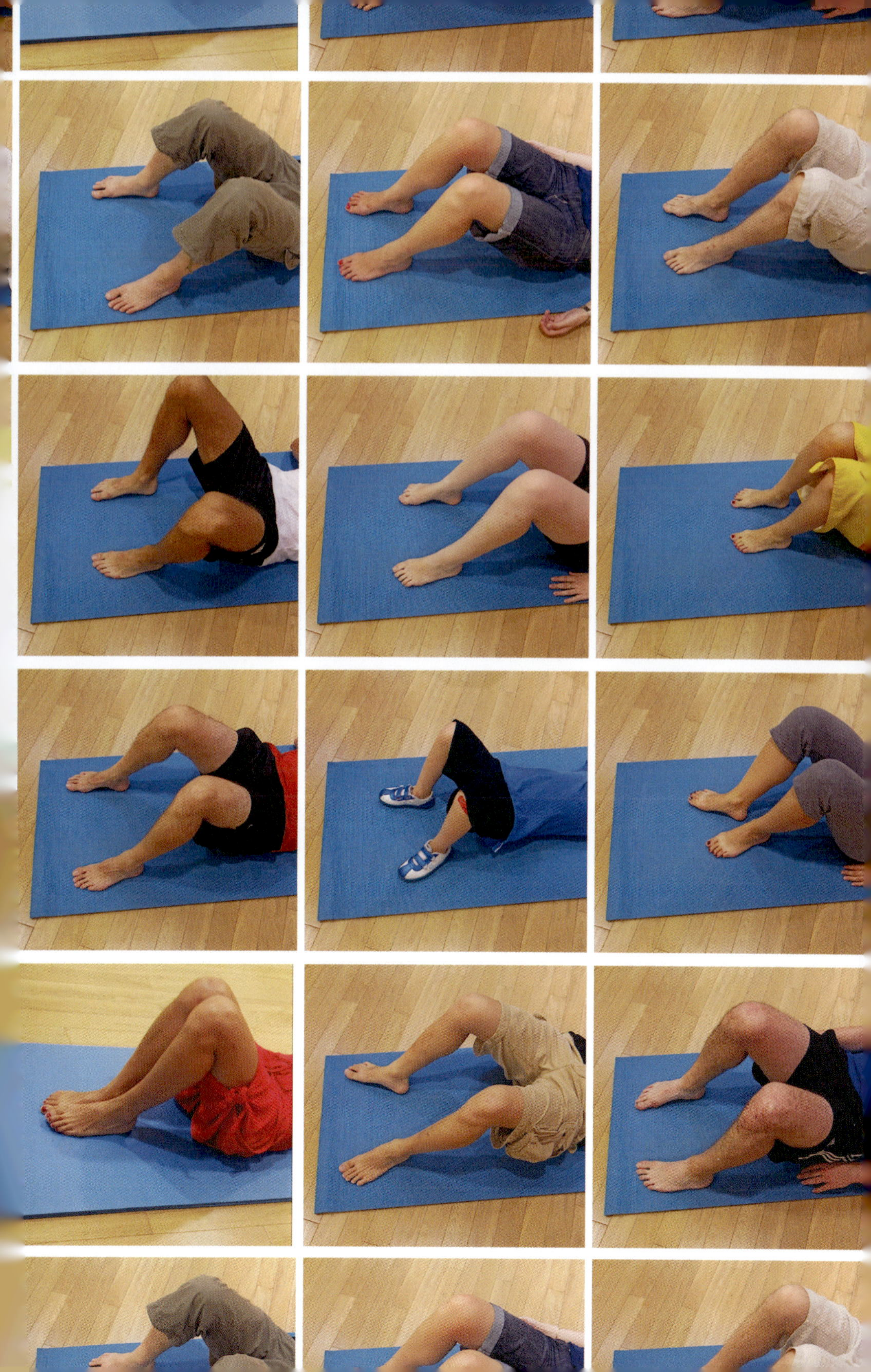

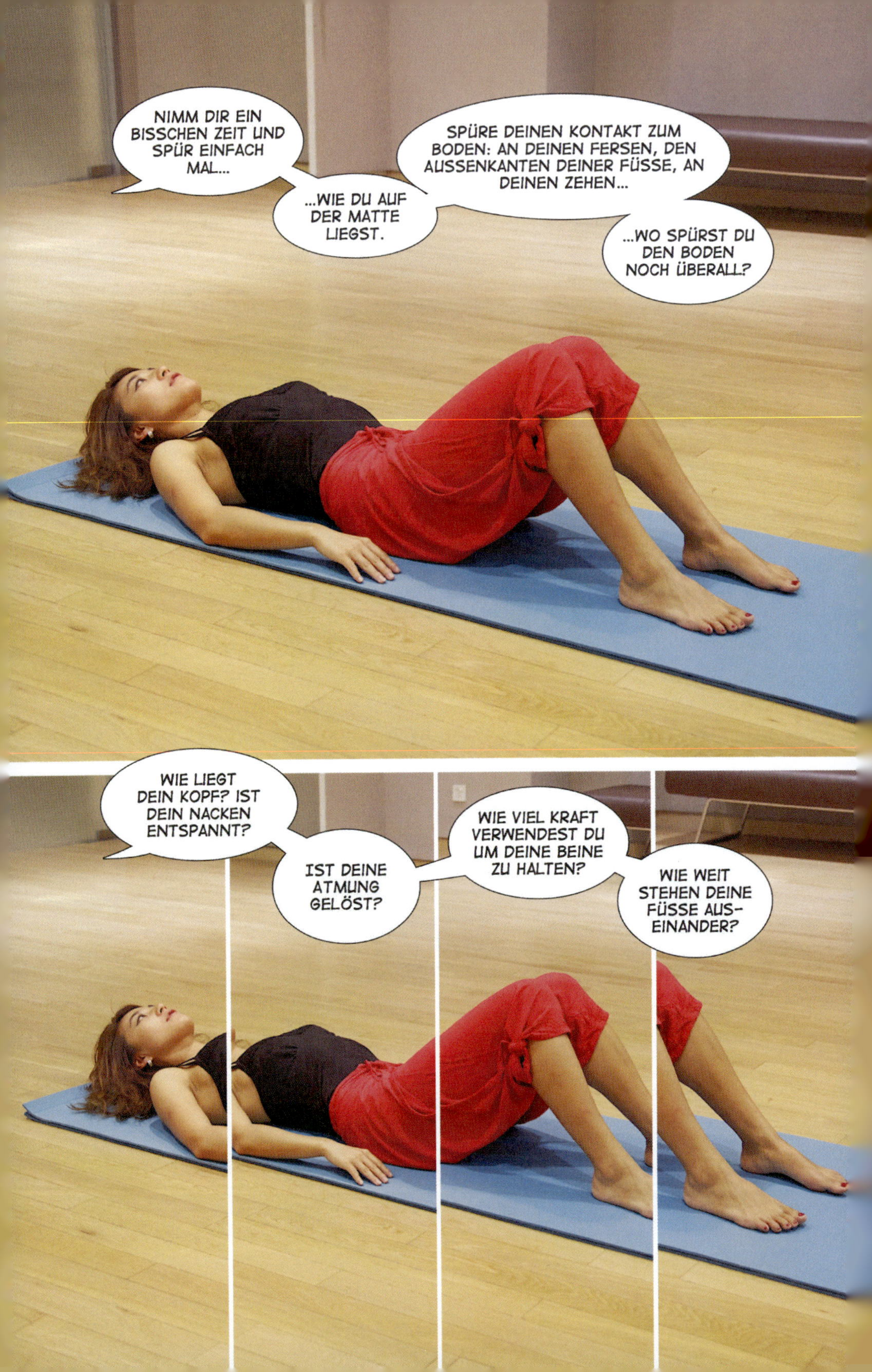
NIMM DIR EIN BISSCHEN ZEIT UND SPÜR EINFACH MAL...
...WIE DU AUF DER MATTE LIEGST.
SPÜRE DEINEN KONTAKT ZUM BODEN: AN DEINEN FERSEN, DEN AUSSENKANTEN DEINER FÜSSE, AN DEINEN ZEHEN...
...WO SPÜRST DU DEN BODEN NOCH ÜBERALL?
WIE LIEGT DEIN KOPF? IST DEIN NACKEN ENTSPANNT?
IST DEINE ATMUNG GELÖST?
WIE VIEL KRAFT VERWENDEST DU UM DEINE BEINE ZU HALTEN?
WIE WEIT STEHEN DEINE FÜSSE AUS-EINANDER?

Die Knie sinken lassen

Es gibt hunderte, vielleicht sogar weit über tausend verschiedene Feldenkrais® Lektionen. Darum ist es auch immer ein bisschen schwierig, die richtige auszuwählen. Beim Stöbern in der Lektionssammlung könnte man sich Fragen stellen: „Wie soll sie aufgebaut sein?", "Was soll enthalten sein?", „Ist sie gut für Knie/Rücken/Nacken/...?", „Wie lang soll sie sein?" ... oder man probiert einfach eine aus, lässt sich überraschen.

Mit dieser Lektion hier möchte ich zeigen, wie man sich gewohnheitsmäßiger Spannung in den Hüftgelenken bewusst werden und diese loslassen kann. Loslassen im wortwörtlichen, nicht im übertragenen Sinn. Etwas freiere Hüftgelenke zu haben fühlt sich gut an und hat verschiedene positive Auswirkungen auf den Rücken, den aufrechten Gang, auch auf die Hüftgelenke selbst. Außerdem werden wir versuchen, dieses Wissen ums Loslassen nach und nach, mehr und mehr, auf den ganzen Körper, aufs ganze Selbst zu übertragen und anzuwenden.

Dabei ist es wichtig sehr langsam vorzugehen. Nur so kann man die kleinen Details wahrnehmen und gleichzeitig die eigenen Bewegungen verfeinern. Und: Dies ist keine Dehnungsübung! Speziell für Anfänger ist es wichtig oft daran erinnert zu werden bzw. sich selbst daran zu erinnern, dass hier nicht gedehnt werden soll. Unnötige Spannung zu bemerken und loslassen zu lernen, ist etwas ganz anderes, als verspannte Muskulatur zu dehnen. Es ist ein völlig anderer Ansatz.

Probier jede Bewegung viele Male aus. Mach zwischen jeder Bewegung ein kleine Pause und beginne dann wieder von neuem. Dadurch wird es jedes mal ein bisschen leichter und die Bewegung freier und weiter. Dann kannst du mehr und mehr spüren, wie deine Beine über deinen Rücken – ja sogar über den Nacken – miteinander verbunden sind.

Versuche jedes mal etwas Neues zu entdecken. Zum Beispiel wie sich das Gewicht der Beine über die Fußsohlen verteilt, sich von den einzelnen Mittelfußknochen und Zehenballen mehr und mehr über die Fußkanten verlagert. Wie sich das Gewicht des Beckens verlagert, dieses leicht hin und her rollt, und so weiter. Wenn man genau in sich hineinspürt kann man sogar noch viel mehr lernen (als einfach nur loszulassen). Und es kann sich auch einfach wunderbar angenehm anfühlen.

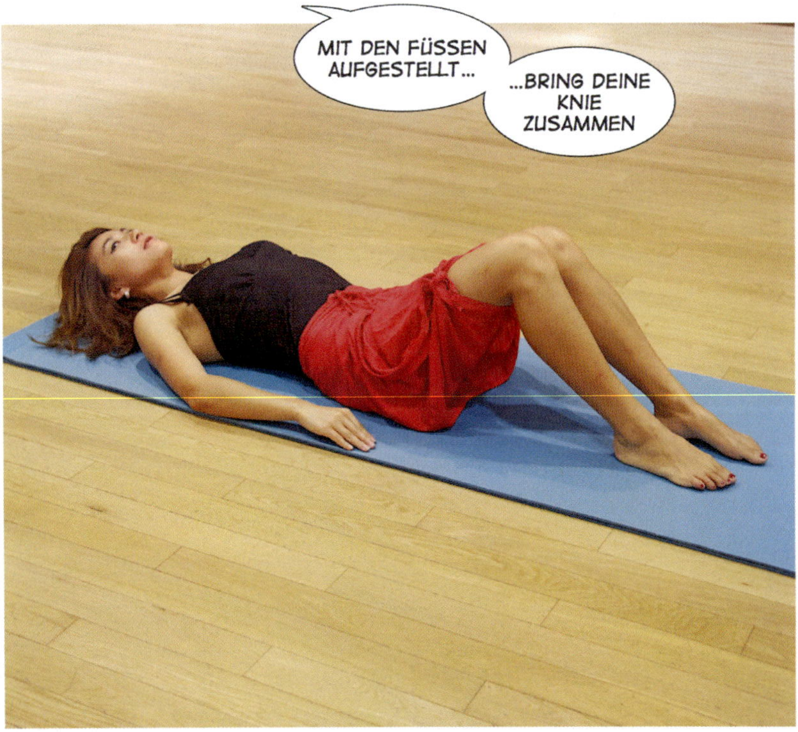
MIT DEN FÜSSEN AUFGESTELLT...
...BRING DEINE KNIE ZUSAMMEN

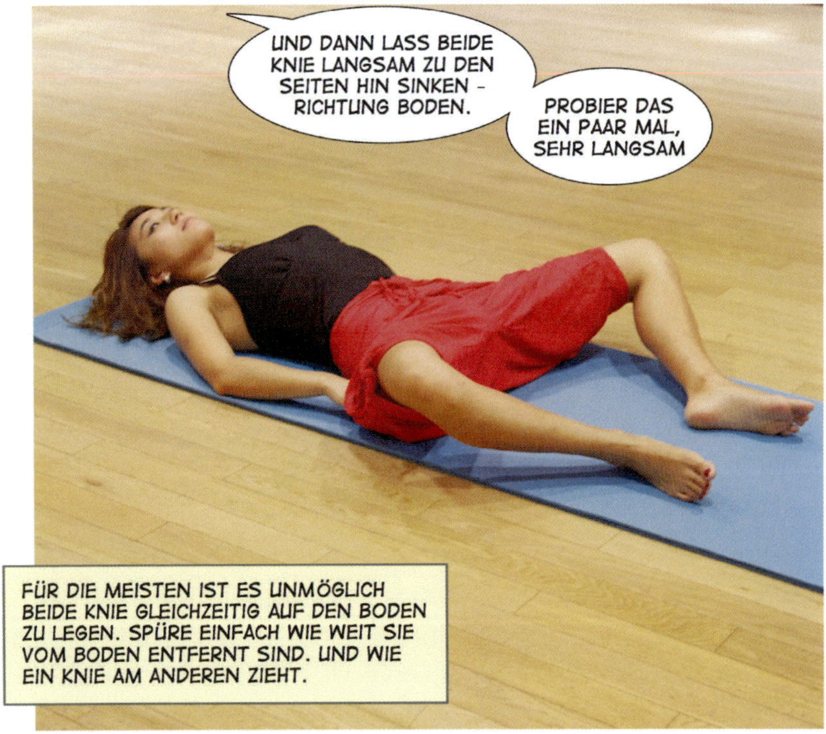
UND DANN LASS BEIDE KNIE LANGSAM ZU DEN SEITEN HIN SINKEN - RICHTUNG BODEN.
PROBIER DAS EIN PAAR MAL, SEHR LANGSAM
FÜR DIE MEISTEN IST ES UNMÖGLICH BEIDE KNIE GLEICHZEITIG AUF DEN BODEN ZU LEGEN. SPÜRE EINFACH WIE WEIT SIE VOM BODEN ENTFERNT SIND. UND WIE EIN KNIE AM ANDEREN ZIEHT.

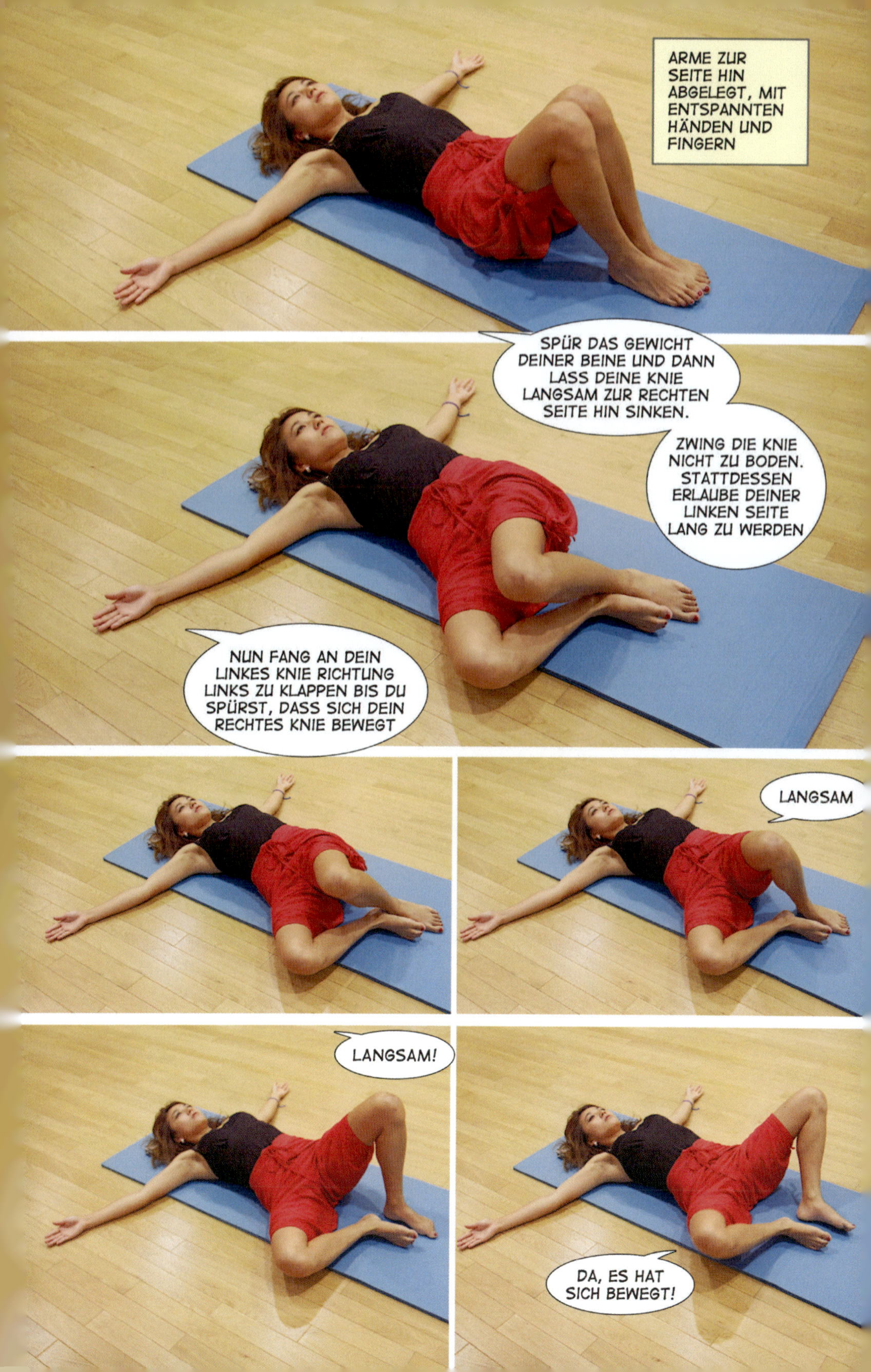

ARME ZUR SEITE HIN ABGELEGT, MIT ENTSPANNTEN HÄNDEN UND FINGERN
SPÜR DAS GEWICHT DEINER BEINE UND DANN LASS DEINE KNIE LANGSAM ZUR RECHTEN SEITE HIN SINKEN.
ZWING DIE KNIE NICHT ZU BODEN. STATTDESSEN ERLAUBE DEINER LINKEN SEITE LANG ZU WERDEN
NUN FANG AN DEIN LINKES KNIE RICHTUNG LINKS ZU KLAPPEN BIS DU SPÜRST, DASS SICH DEIN RECHTES KNIE BEWEGT
LANGSAM
LANGSAM!
DA, ES HAT SICH BEWEGT!

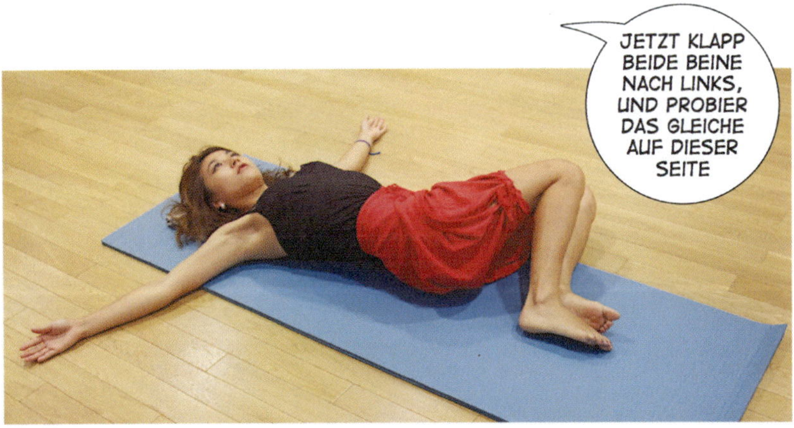
JETZT KLAPP BEIDE BEINE NACH LINKS, UND PROBIER DAS GLEICHE AUF DIESER SEITE

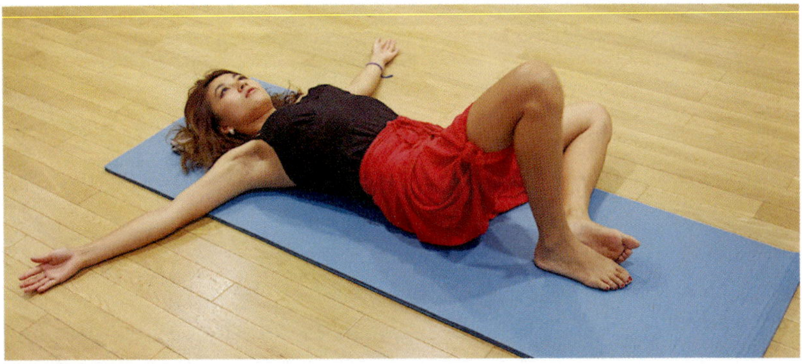

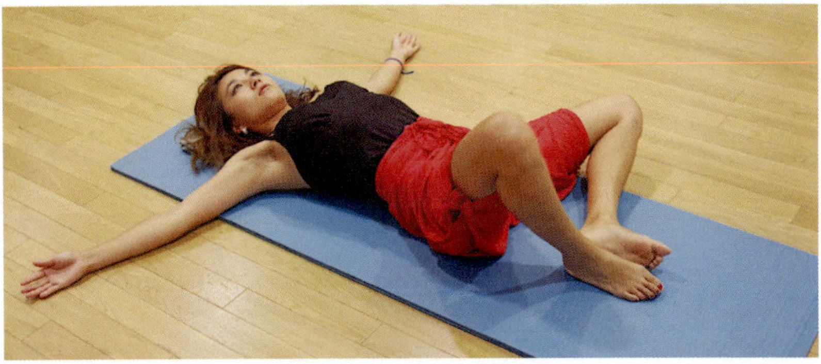

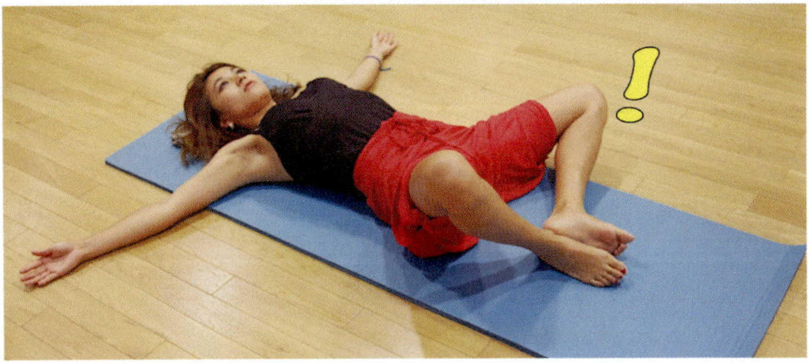

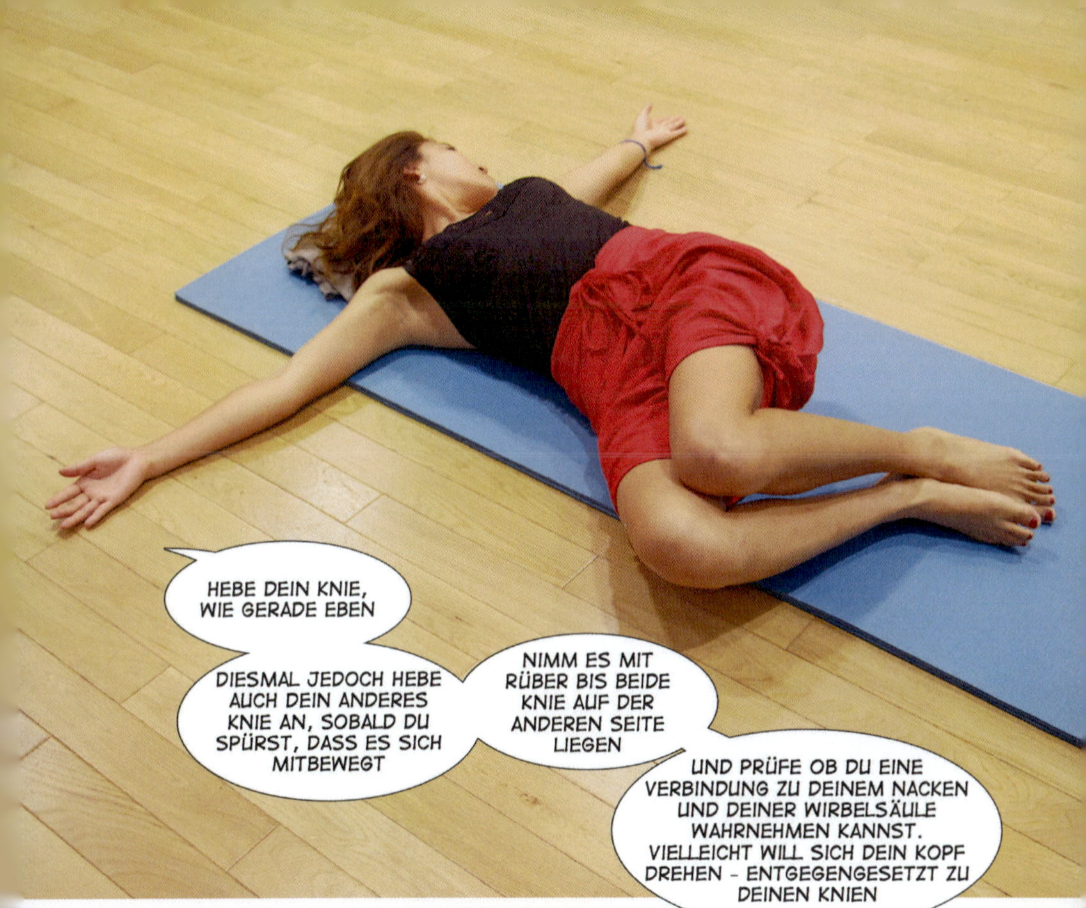
HEBE DEIN KNIE, WIE GERADE EBEN
DIESMAL JEDOCH HEBE AUCH DEIN ANDERES KNIE AN, SOBALD DU SPÜRST, DASS ES SICH MITBEWEGT
NIMM ES MIT RÜBER BIS BEIDE KNIE AUF DER ANDEREN SEITE LIEGEN
UND PRÜFE OB DU EINE VERBINDUNG ZU DEINEM NACKEN UND DEINER WIRBELSÄULE WAHRNEHMEN KANNST. VIELLEICHT WILL SICH DEIN KOPF DREHEN - ENTGEGENGESETZT ZU DEINEN KNIEN

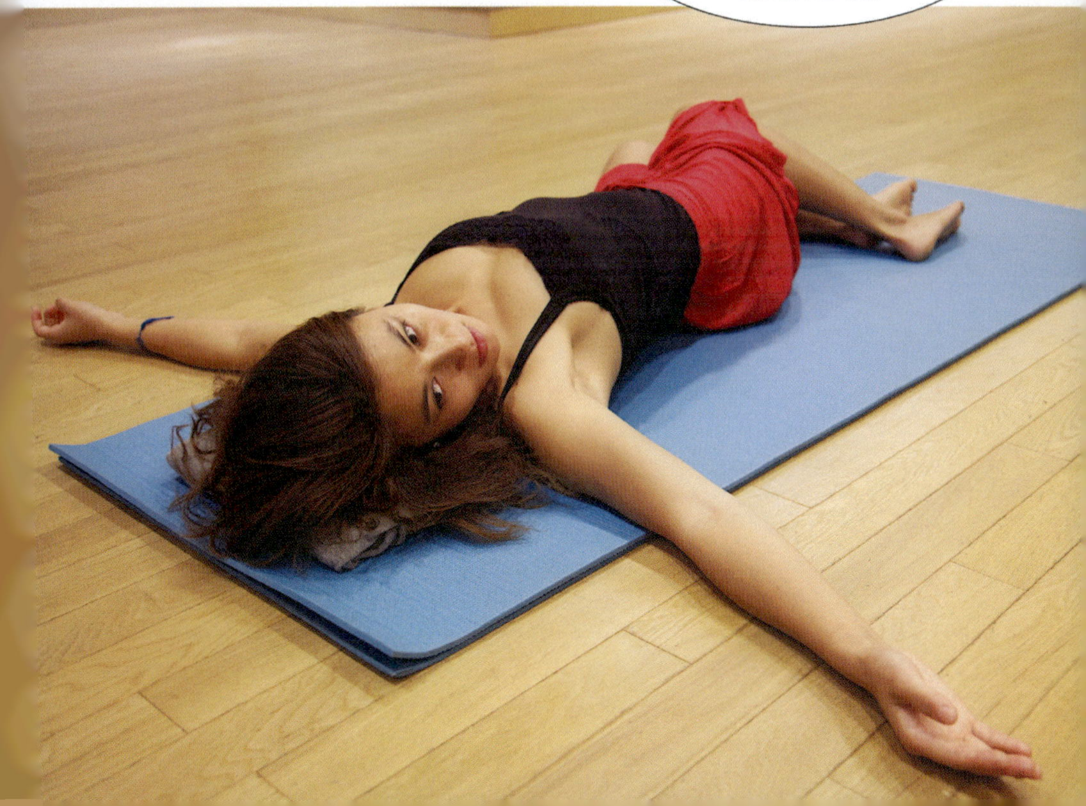

Beziehungen aufspüren, ergründen und wieder vergessen

Ein Mensch besteht aus vielen einzelnen Teilen: Hände, Arme, Schultern, Hüftgelenke, Beine, Füße, ein Kopf ist auch dabei ... und so weiter. Alles zusammen macht dann ein Ganzes. Zwar werden Menschen nicht aus Einzelteilen hergestellt und zusammengeschraubt, dennoch hat diese Betrachtungsweise gewisse Vorteile, wenn man Verbindungen bzw. Beziehungen zwischen einzelnen Teilen finden möchte.

Mit Hilfe der Feldenkrais-Methode kann man zum Beispiel untersuchen wie eine Schulter – funktional – mit der anderen Schulter verbunden ist. Und wenn man die eine bewegt, wie sich das auf die andere auswirkt. Oder wie ein Bein mit dem anderen verbunden ist – und auch hier – wie die Bewegungen des einen Beins das andere betreffen bzw. dieses sogar in Bewegung bringen können. In Feldenkrais® Lektionen hat jeder Student genug Zeit und Gelegenheit, solche Beziehungen zu finden, zu erforschen, zu erfahren, damit zu arbeiten, sie zu genießen, manches davon im Gedächtnis zu behalten, und manches auch wieder zu vergessen.

Manche der Bewegungen erscheinen zwingend miteinander verbunden zu sein, manche nur durch Willenskraft oder Gewohnheit verkleistert. Manches erscheint nützlich oder sogar schlichtweg genial, manches unnötig und störend. Jedenfalls ist diese Art der Erforschungsreise durch den Körper sehr kurzweilig und man entdeckt immer wieder Neues. Und vielleicht fühlt man sich nach einer Feldenkrais® Stunde sogar als ein harmonisches, wohlsortiertes Ganzes, und ganz und gar nicht als eine Sammlung von zusammengeschraubten Einzelstücken.

Unterschiede wahrnehmen

Selbst wenn man die gleiche Bewegung viele Male hintereinander macht, ist jede davon ein kleines bisschen anders als alle vorhergehenden – das weiß jeder, der schon einmal Zielsportarten wie z. B. Dart oder Golf ausprobiert hat. Wir sind nun einmal organischer Natur. Da gibt es keine mechanisch wiederholbare Präzision wie zum Beispiel bei einem einfachen Schaniergelenk aus Metall.

Das spiegelt sich natürlich auch während Feldenkrais® Lektionen wieder. Keine Bewegung ist wie die vorhergehende – und die nächste wird auch wieder anders sein. Deshalb sollte man zwischen den Bewegungen auch immer Pausen einlegen, Minipausen, oder zumindest kurz innehalten, um eben eine neue Bewegung anfangen zu können, offen zu sein, etwas Neues erforschen zu können. Was kann dabei anders sein? Zum Beispiel könnte ein Knie ein bisschen weiter nach aussen oder nach innen gedreht zum Liegen kommen; die Hand mit dem Daumen den Boden berühren oder mehr Richtung Handrücken gedreht mit der Handkante aufliegen. Vielleicht fühlt sich eine Bewegung anfangs schwer an, ungewohnt, kompliziert, beziehungslos, plump, mulmig, knifflig oder unzugänglich – und ein anderes mal leicht, freudig, unversehens, schwerelos, federnd, schwebend, gleitend, angenehm.

Wichtig ist aber – und das ist der Punkt hier – dass man Unterschiede zwischen den einzelnen Bewegungen wahrnehmen kann und dass nicht alles immer die gleiche Suppe ist.

Loslassen lernen

Jedes Kind weiß, wie man Muskeln anspannt. Man lernt quasi schon in der Volksschule seinen Mitschülern zu zeigen, wie gut man seine Oberarmmuskeln anspannen kann. In unserer Gesellschaft wird scheinbar mehr Wert auf Anspannung als auf Entspannung gelegt. In wissenschaftlichen Fachbüchern wird ausführlich erklärt was bei Muskelkontraktion abläuft – physikalisch wie chemisch – aber in Sachen Muskelentspannung ist auch auf wissenschaftlicher Seite vergleichsweise wenig zu finden. Ist entspannt zu sein richtig „out”?

Eigentlich nicht. Es gibt eine Vielzahl von Entspannungsmethoden mit denen man unterschiedlichste Arten loszulassen erlernen kann.

Loslassen im wörtlichen Sinn, ohne Hintergedanken oder Metaphern. Loslassen von Muskelkontraktion oder auch loslassen von chronischen, ungewollten, unwillkommenen Muskelverspannungen.

Obwohl loslassen zu lernen, gezielte Muskelentspannung, nicht Ziel und Zweck der Feldenkrais-Methode ist, ist es ein Teil der Methode. Es ist etwas, das von selbst passiert, wenn man sich damit beschäftigt. Und es ist auch etwas, das man lernt und sogar lernen muss, um Fortschritte im Studium der Feldenkrais-Methode machen zu können. Und vielleicht ist es dann doch auch zusätzlich noch eine Art Metapher.

Den Rücken, Nacken und die Schultern entspannen

Als Feldenkrais® Lehrer behauptet man gerne, dass jede Feldenkrais® Lektion gleich wichtig sei, und dass man immer etwas Neues und Interessantes entdecken könne. Das stimmt zwar einigermaßen, aber vergleicht man mehrere Feldenkrais® Lektionen miteinander – deren Aufbau, Zweck und auch deren Länge – dann unterscheiden sie sich doch oft sehr deutlich voneinander. In diesem Sinne kann man Lektionen fast schon so gezielt aussuchen, wie ein Maler seine Pinsel und Farben auswählt, ein Tänzer seine Choreographie, oder Schriftsteller seine Geschichte.

Die folgende Lektion, ein Twist in Seitenlage mit führendem Arm und am Boden liegenden, rollendem Kopf würde man für Menschen mit Nackenschmerzen aussuchen. Oder gegen chronische Verspannungen in den Händen, Schultern, im oberen Rücken. Auch bei häufiger, starker Kieferverspannung könnte die Lektion wichtige Lernerfahrungen beinhalten. Jedenfalls ist es eine wichtige, grundlegende Lektion, die jeder Feldenkrais® Interessierte kennen sollte.

Wir starten in Seitenlage, mit den Handflächen locker aufeinander, mit locker gehaltenen, gestreckten Ellbogen, die Hände vor der Brust (nicht vor dem Bauch oder Kopf), die Beine übereinander, mit rechten Winkeln zwischen Unterschenkel, Oberschenkel und Oberkörper.

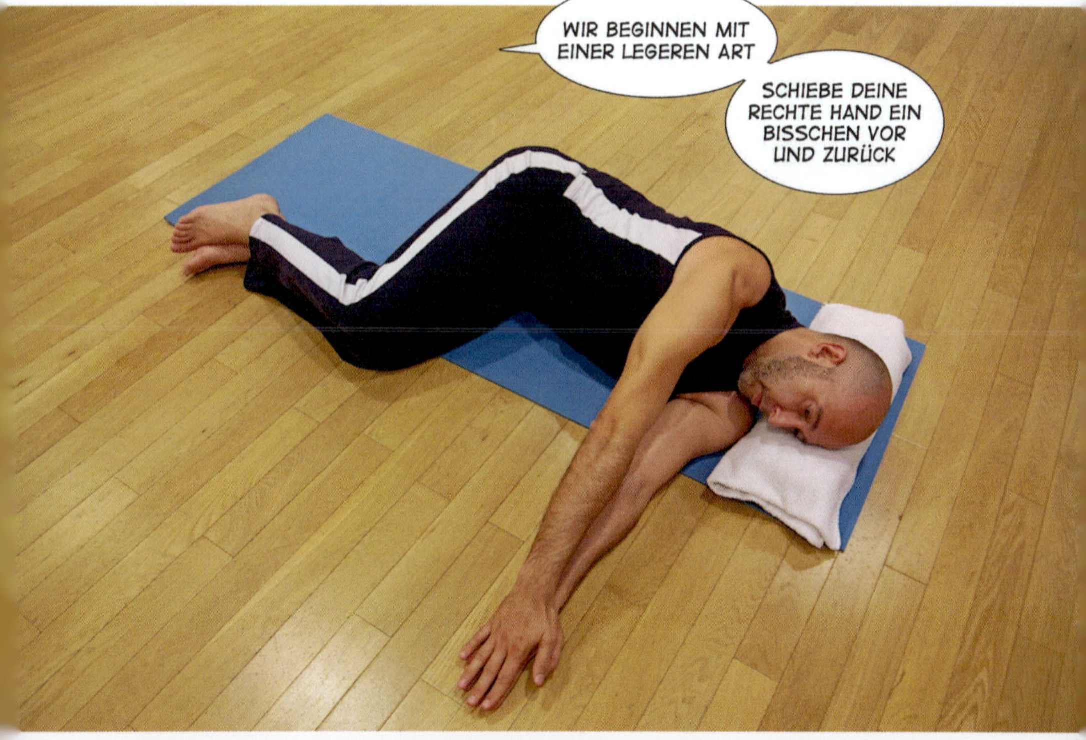
WIR BEGINNEN MIT EINER LEGEREN ART
SCHIEBE DEINE RECHTE HAND EIN BISSCHEN VOR UND ZURÜCK

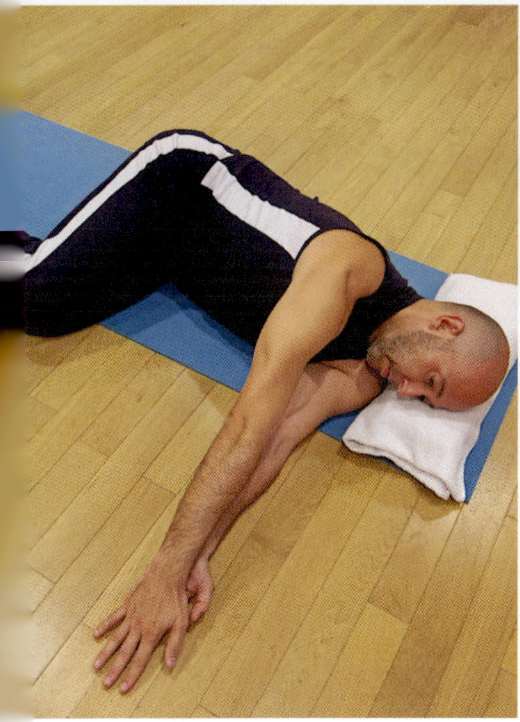

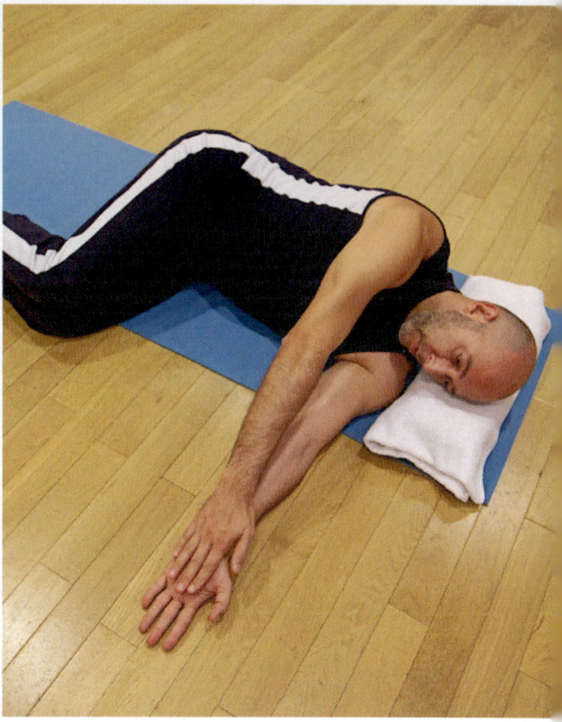

Nun bewegt sich mehr als nur die Schulter; es bewegt sich der ganze Mensch. Der Nacken, der Kopf, die Augen, Rippen, der Bauch, das Becken, die Knie, alles bewegt sich und alles bewegt sich in Beziehung zueinander. Wenn man im Alltag allerdings – vielleicht aufgrund von schlechter Gewohnheit, Stress oder Gedankenlosigkeit – ständig nur einen einzigen Teil isoliert bewegt, dann kann daraus Verspannung und später auch Schmerz entstehen. In dieser Lektion wird daran erinnert, dass sich alles in geordneter Beziehung und Reihenfolge zueinander bewegen kann.

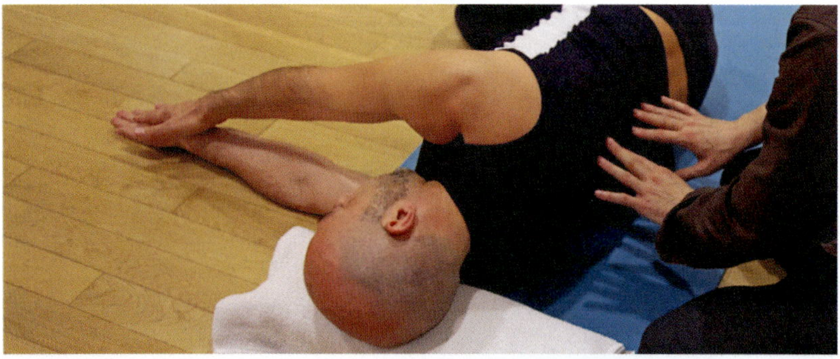

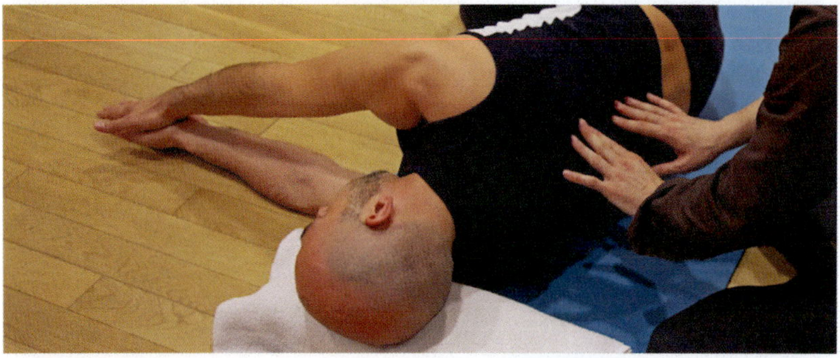

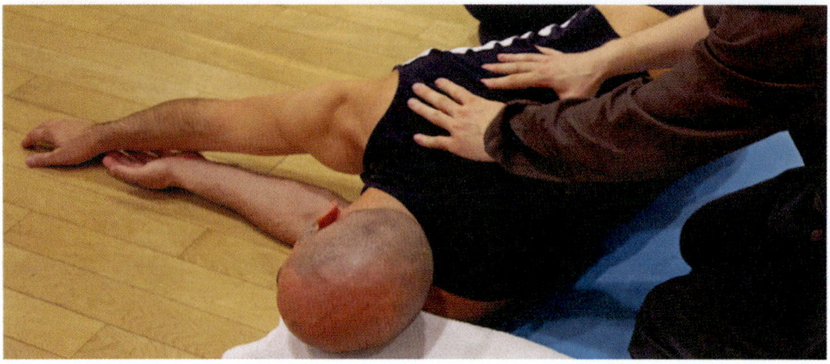

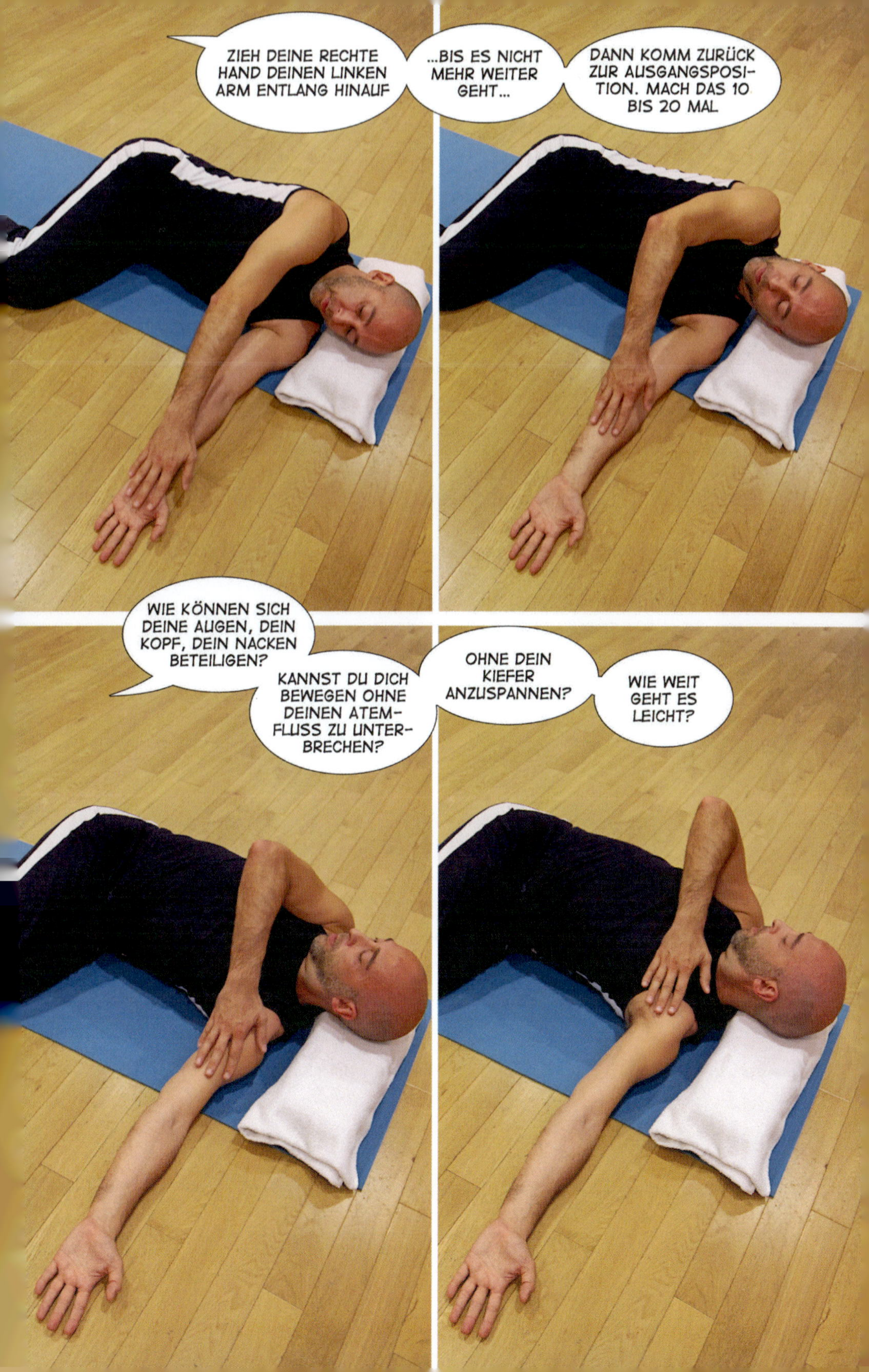
ZIEH DEINE RECHTE HAND DEINEN LINKEN ARM ENTLANG HINAUF
...BIS ES NICHT MEHR WEITER GEHT...
DANN KOMM ZURÜCK ZUR AUSGANGSPOSITION. MACH DAS 10 BIS 20 MAL
WIE KÖNNEN SICH DEINE AUGEN, DEIN KOPF, DEIN NACKEN BETEILIGEN?
KANNST DU DICH BEWEGEN OHNE DEINEN ATEMFLUSS ZU UNTERBRECHEN?
OHNE DEIN KIEFER ANZUSPANNEN?
WIE WEIT GEHT ES LEICHT?

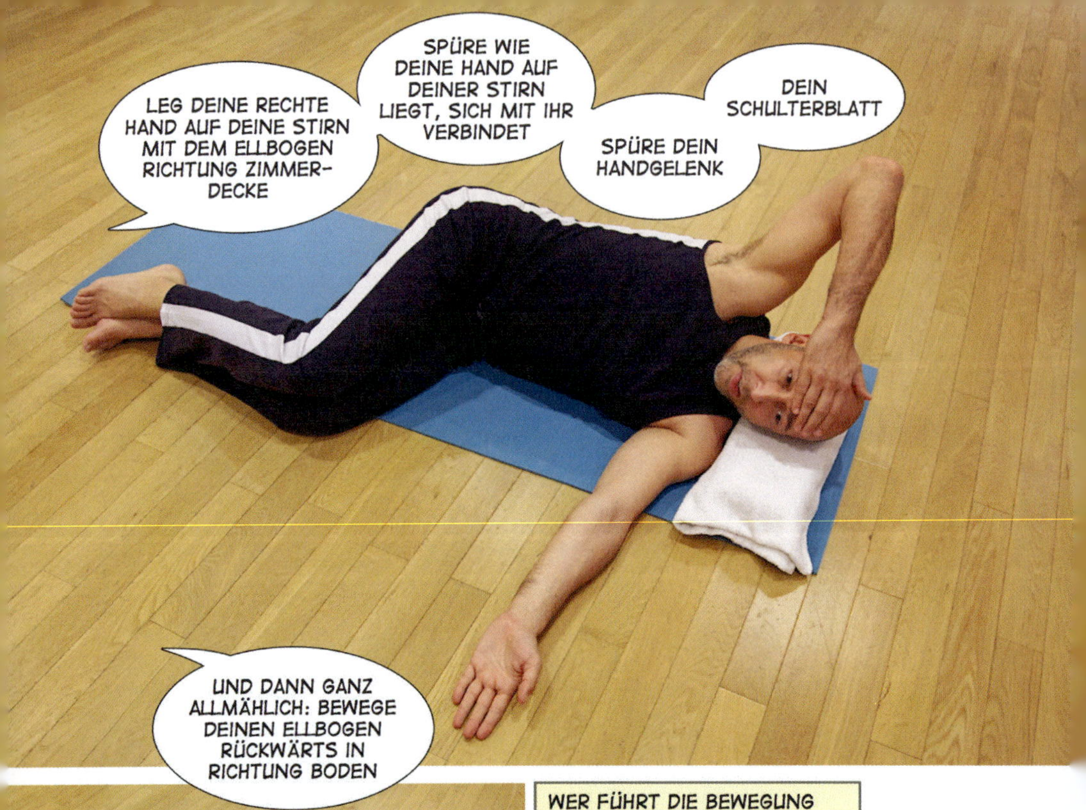
LEG DEINE RECHTE HAND AUF DEINE STIRN MIT DEM ELLBOGEN RICHTUNG ZIMMER-DECKE
SPÜRE WIE DEINE HAND AUF DEINER STIRN LIEGT, SICH MIT IHR VERBINDET
SPÜRE DEIN HANDGELENK
DEIN SCHULTERBLATT
UND DANN GANZ ALLMÄHLICH: BEWEGE DEINEN ELLBOGEN RÜCKWÄRTS IN RICHTUNG BODEN

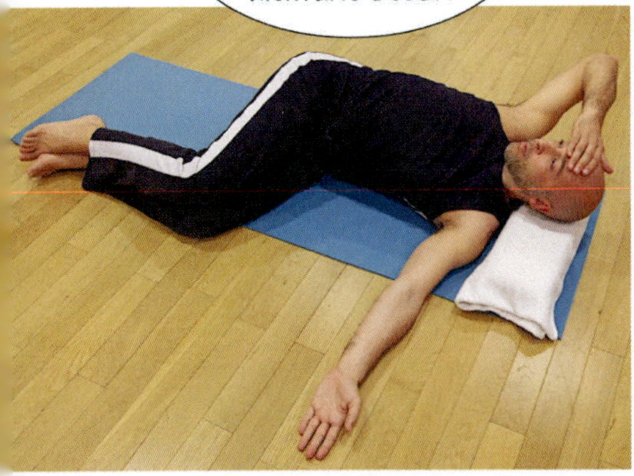

WER FÜHRT DIE BEWEGUNG AN? DEINE AUGEN, DEIN ELLBOGEN, DEIN NACKEN? IST ES EINE GRADUELLE BEWEGUNG, DAS HEISST DREHT SICH EIN WIRBEL NACH DEM ANDEREN, ODER DREHEN SICH MEHRERE GLEICHZEITIG? BEWEGT SICH DEIN BRUSTBEIN? KOMMT DEIN SCHULTERBLATT NÄHER ZUR WIRBELSÄULE? ATMEST DU BEIM DREHEN EIN ODER AUS? WAS MACHST DU MIT DEM LINKEN ARM, DER LINKEN SCHULTER, DEM LINKEN SCHULTERBLATT?

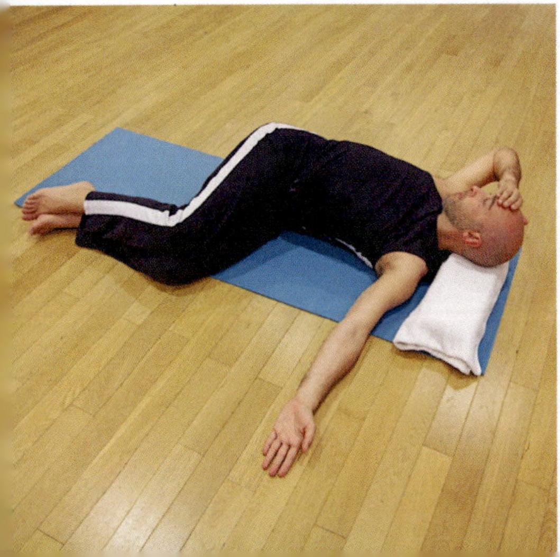

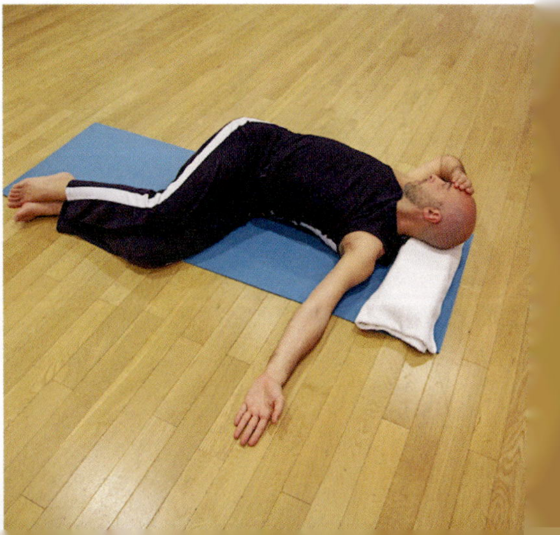

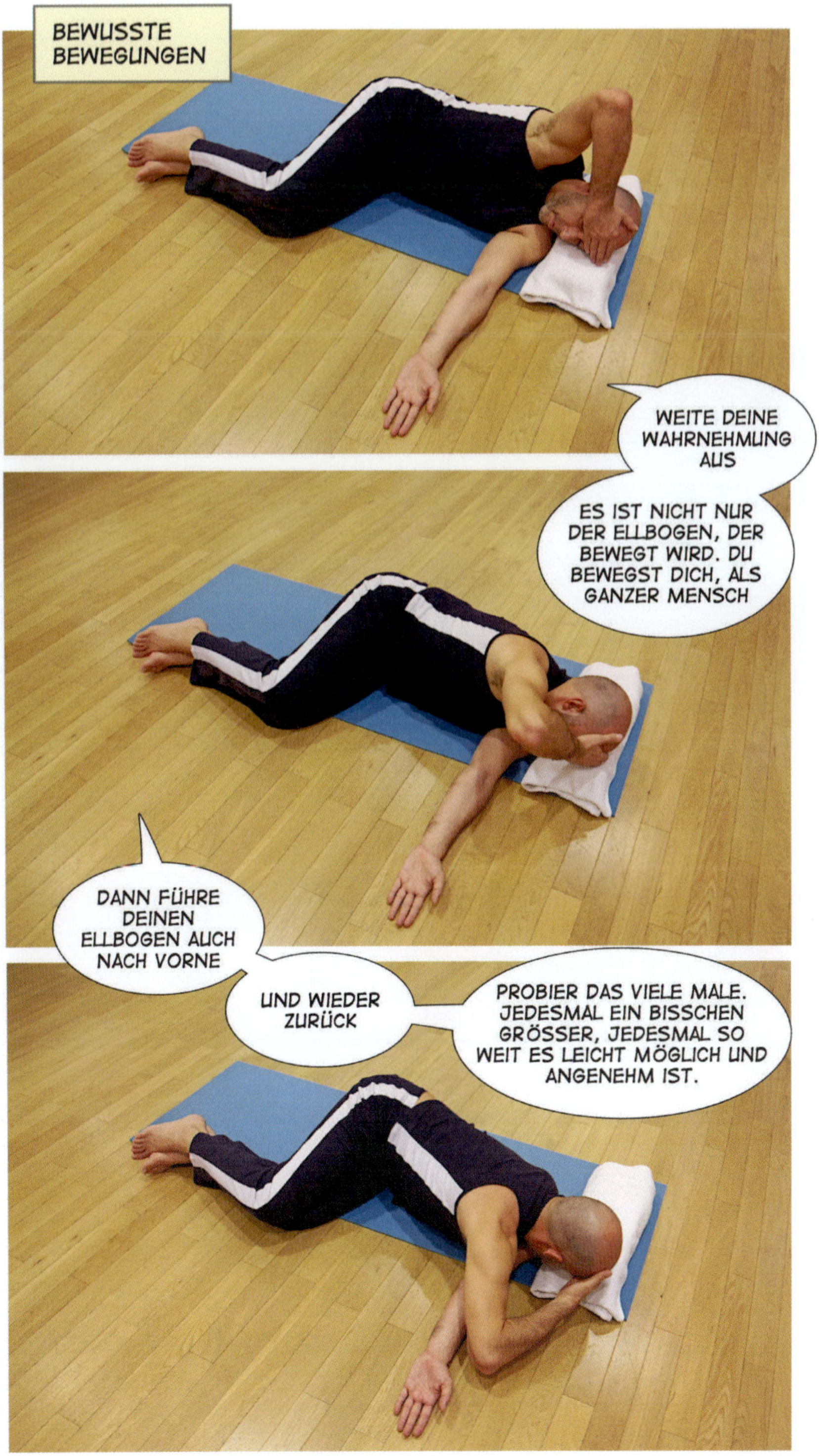

BEWUSSTE BEWEGUNGEN
WEITE DEINE WAHRNEHMUNG AUS
ES IST NICHT NUR DER ELLBOGEN, DER BEWEGT WIRD. DU BEWEGST DICH, ALS GANZER MENSCH
DANN FÜHRE DEINEN ELLBOGEN AUCH NACH VORNE
UND WIEDER ZURÜCK
PROBIER DAS VIELE MALE. JEDESMAL EIN BISSCHEN GRÖSSER, JEDESMAL SO WEIT ES LEICHT MÖGLICH UND ANGENEHM IST.

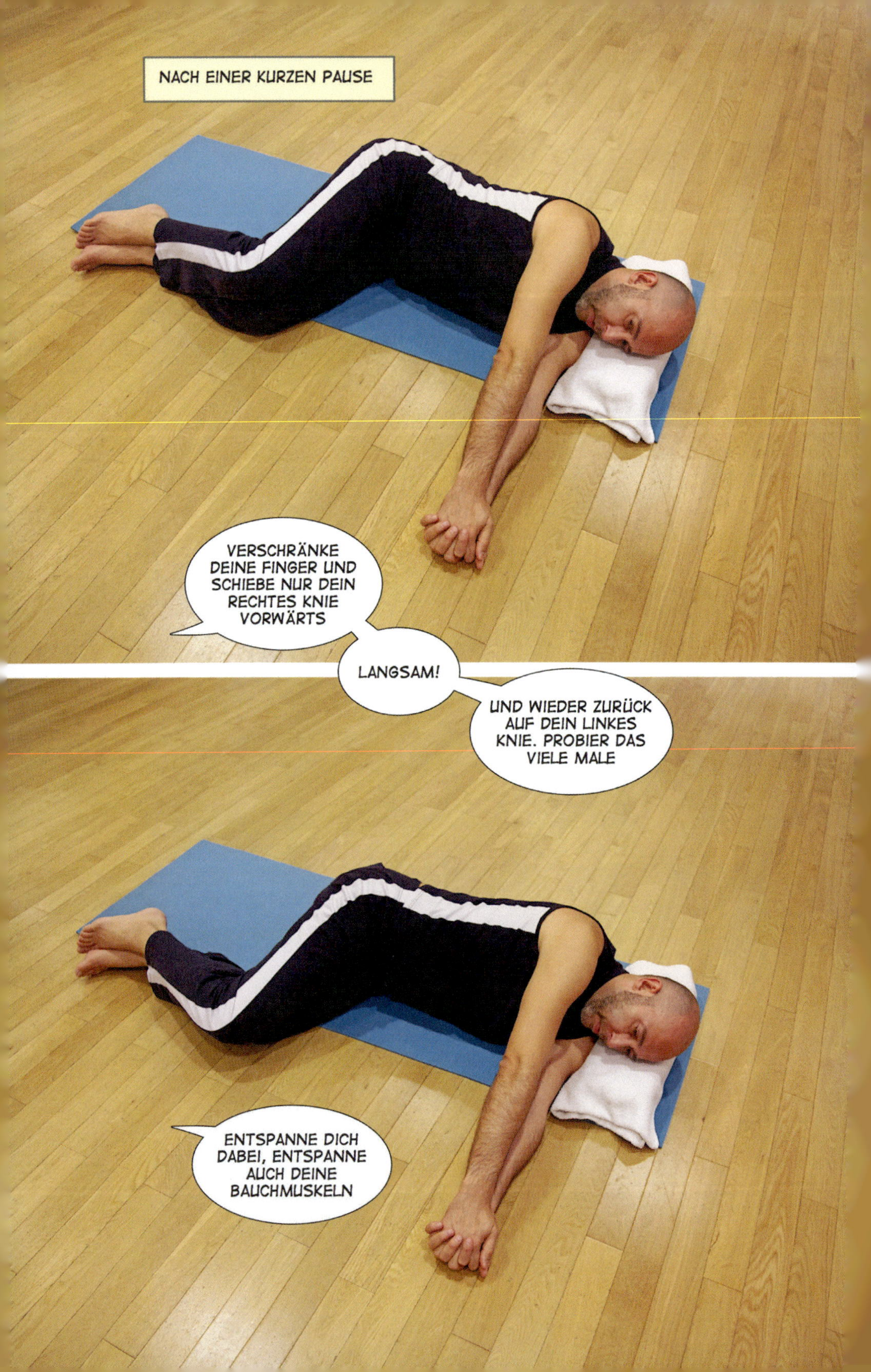
NACH EINER KURZEN PAUSE
VERSCHRÄNKE DEINE FINGER UND SCHIEBE NUR DEIN RECHTES KNIE VORWÄRTS
LANGSAM!
UND WIEDER ZURÜCK AUF DEIN LINKES KNIE. PROBIER DAS VIELE MALE
ENTSPANNE DICH DABEI, ENTSPANNE AUCH DEINE BAUCHMUSKELN

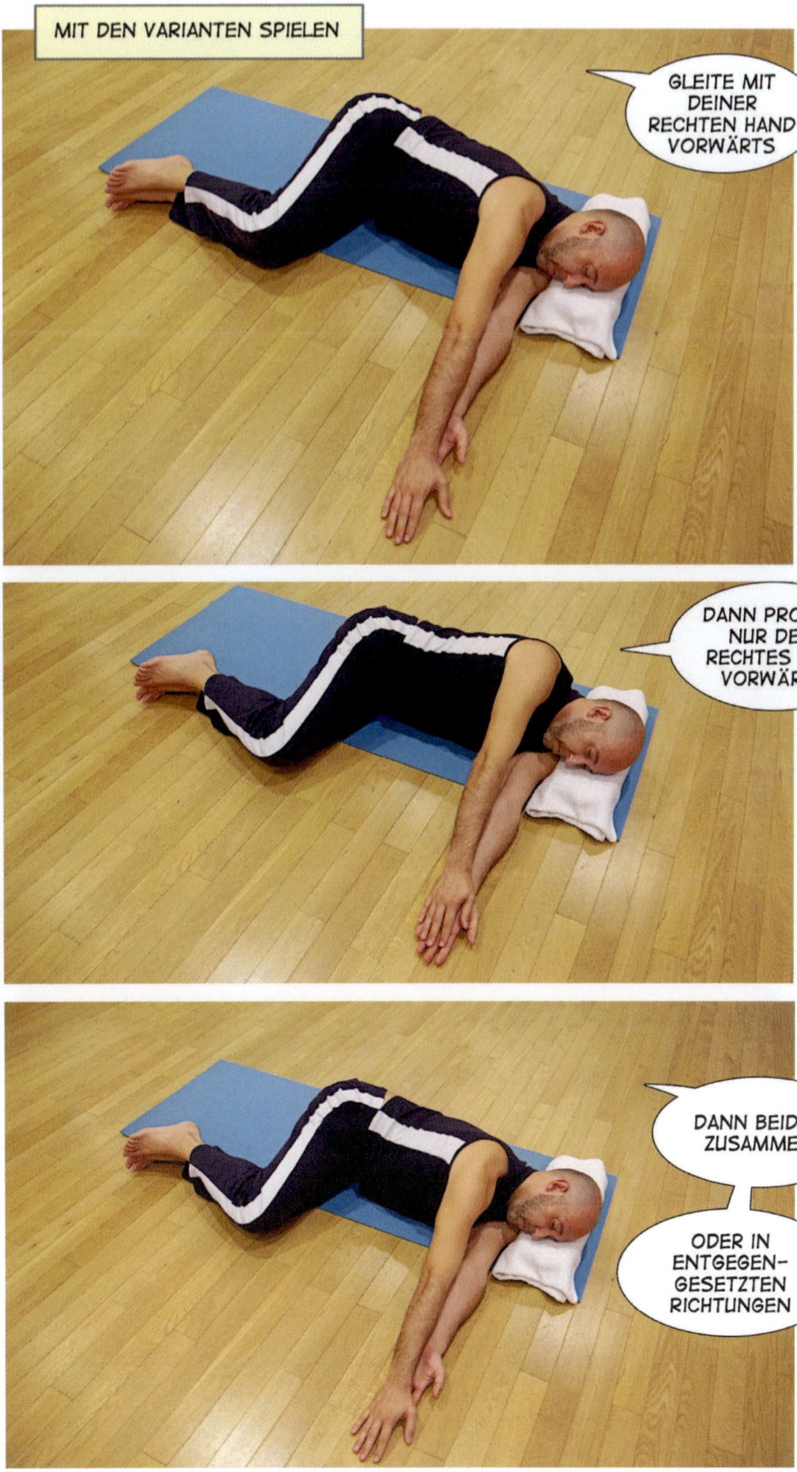
MIT DEN VARIANTEN SPIELEN
GLEITE MIT DEINER RECHTEN HAND VORWÄRTS
DANN PROBIER NUR DEIN RECHTES KNIE VORWÄRTS
DANN BEIDES ZUSAMMEN
ODER IN ENTGEGEN-GESETZTEN RICHTUNGEN

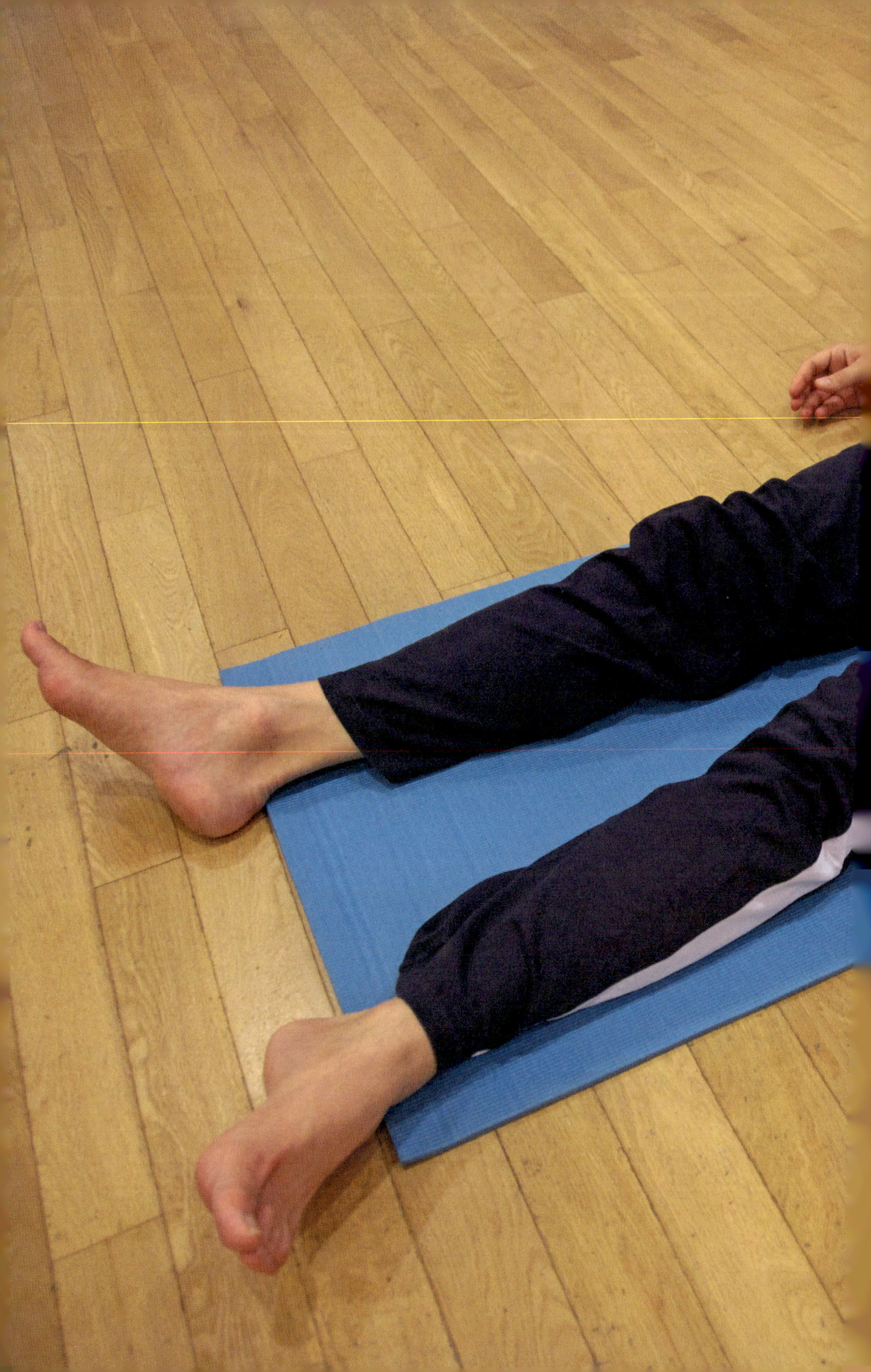

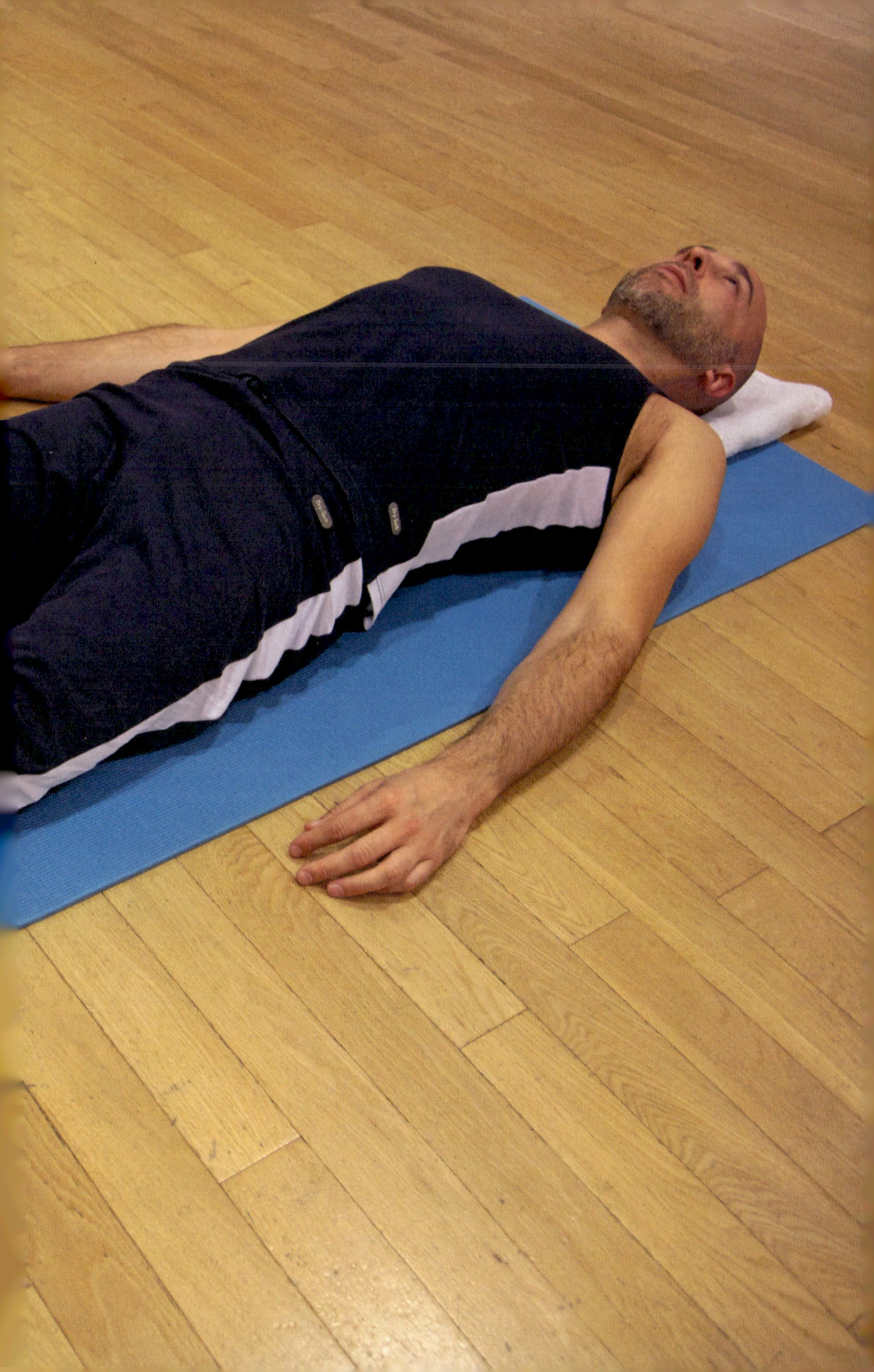

Sein rechtes und sein linkes Bein ruhen ganz unterschiedlich am Boden. Das gleiche gilt für seine Hände und Arme. Allerdings fragen wir im Feldenkrais® nicht, ob das so richtig ist oder nicht. Vielleicht ist sein Kopf ein kleines bisschen nach links gedreht obwohl sein Nacken und die Schulterpartie entspannt sind. Man könnte auch zusehen wie sich sein Brustkorb beim Atmen bewegt. Ist der Atem ruhiger, gleichmäßiger und besser verteilt als vor der Lektion?

Wie man sieht, kann es ein schönes Gefühl sein derart im Einklang mit sich selbst und der Welt auf dem Boden zu liegen. Vielleicht kann man sogar die Schwerkraft spüren, wie sie auf den Körper wirkt, ohne sich von ihr belastet zu fühlen. Nach einer Feldenkrais® Lektion hat man ein ganz eigenes Gefühl von innerer Ruhe und gleichzeitiger Wachheit.

Wo beginnt eine Bewegung?

Es gibt für (fast) alles einen Anfang. In Sachen Bewegung sind es wohl bestimmte Signale vom Gehirn oder vom Rückenmark welche an Muskelgruppen gesendet werden. Kann man auswählen welche Muskeln sich zuerst bewegen sollen? Wenn man eine Bewegung machen will– zum Beispiel nach einem Glas Wasser greifen – läuft das ja alles automatisch ab. Darüber muss man nicht nachdenken. Kann man aber darüber nachdenken? Kann man sich aussuchen, ob man zum Beispiel zuerst die Hand nach vorne bringen möchte, oder doch lieber zuerst die andere Schulter nach hinten führen, den Oberkörper leicht drehen, und dann erst mit der Hand nach vorne langen will? Anfühlen tut sich das ja schon ganz anders, aber bringt das auch was?

Adrienne Glazov, eine Feldenkrais® Lehrerin aus Amerika schreibt: „In meinen Feldenkrais® Anfängerklassen unterrichte ich das Thema Bewegungsanfang (movement initiation) oft und gerne. Meine StudentInnen finden es faszinierend, von wie vielen verschiedenen Stellen aus man Bewegung in Gang bringen kann." Aber Adrienne praktiziert auch selbst das was sie unterrichtet. Sie schreibt von einem Schiurlaub: „Ich war schon früh morgens auf der Piste aber wurde einfach nicht warm. Es war, als ob meine Fußgelenke steif wären und absichtlich den Parallelschwung verhindern wollten. Darum habe ich mich gefragt: »Wie kann ich lockerer werden?« Als erstes habe ich angefangen mit meinem Arm den Schwung vorzuzeichnen. So fand ich heraus, dass es nicht nur meine Fußgelenke waren, die sich nicht bewegen wollten. Es waren auch meine Rippen, die sich sperrig verhielten und sich nicht drehen wollten. Dann fand ich heraus, dass ich beim Schwung gar nicht so weit aushohlen muss, und mir fiel auf, dass ich ständig die Zehen vom linken Fuß in den Schuh krallte. Daraufhin habe ich mich auf die Stelle zwischen großer Zehe und zweiter Zehe konzentriert, sie immer schön flächig runtergedrückt, und den Schwung von dort aus angefangen. Und siehe da, alles wurde flüssig, leicht und rund, und es wurde ein super Vormittag!"

Manchmal stecken wir in unseren Bewegungsgewohnheiten fest, und dann kann es fast schon wie ein kleines Wunder wirken, wenn wir unsere Aufmerksamkeit auf ungewohnte Punkte in unserer Bewegung bringen und sie mal von da, mal von dort aus beginnen.

Moshé Feldenkrais hat einmal gesagt: „Es gibt in Sachen Bewegung nichts was uns zufällt – wir müssen alles lernen. Schon als Baby müssen wir sogar die allereinfachsten Bewegungen lernen. Darum gibt es so viele seltsame Gegebenheiten. Wenn ich zum Beispiel sage: »mach eine Bewegung mit dem Kopf rauf und runter« – wenn die Person dann die Bewegung mit dem Kopf nach oben macht – dann kann ich es sehen, wenn sie für die Bewegung nur daran denkt ihre Nase zu heben. Wenn ich ihr aber sage, dass sie stattdessen an ihren Hinterkopf denken soll, also den Hinterkopf nach unten bewegen soll, dann kommt ihr die Bewegung seltsam und ungewohnt vor. Sie werden sehen, dass es da riesengroße Unterschiede gibt. Derjenige, der an seine Nase denkt, macht es auf diese Weise, und der derjenige, der an seinem Hinterkopf denkt, macht es auf jene Weise. Deshalb bewegen sich die Leute so verschiedenartig."

Natürlich ist es nicht Ziel und Zweck der Feldenkrais-Methode, dass sich alle gleich bewegen. Aber wir bekommen mit ihr Übungsgelegenheiten um zu erkennen, dass es eben enorm viele Möglichkeiten gibt sich zu bewegen. Allein schon dadurch, dass man an unterschiedliche Körperteile denken kann wenn man ein und dieselbe Bewegung macht. Und weil das eben eine Auswirkung darauf hat, wie sich die Bewegung anfühlt – und auch, wie sie aussieht.

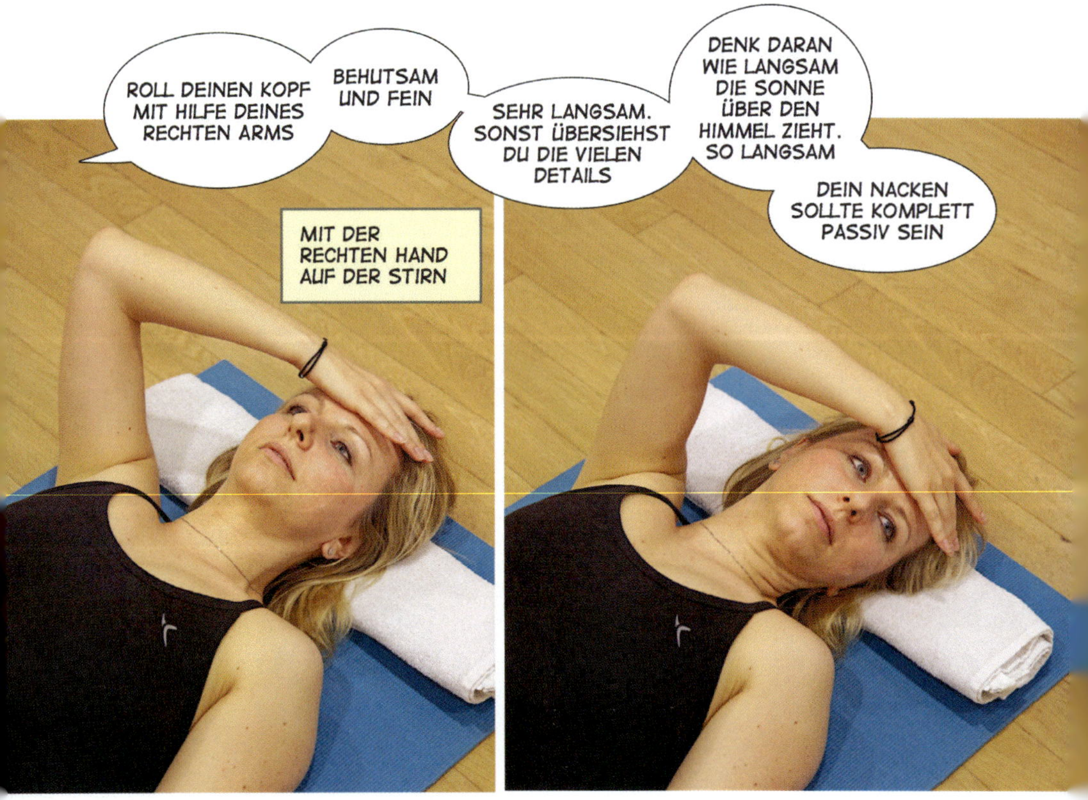

Den Kopf rollen

Dies ist ein kurzer Ausschnitt aus einer längeren Lektion. Er zeigt sehr schön, wie man Muskelanstrengung reduzieren, neue Wege finden, und den Bewegungsbeginn variieren kann. Zusätzlich ist es eine nette kleine Übung, um einem verspannten Nacken beim Entspannen zu helfen. Es heisst „probieren geht über studieren".

Wir beginnen in Rückenlage. Zu Beginn könnte es hilfreich sein, ein paar Wahrnehmungshinweise zu geben: „Spüre den Boden hinter deinem Kopf. Der Boden ist immer da. Dein Kopf liegt. Wird vom Boden getragen. Dein Nacken und deine Schultern können loslassen. Spüre das Gewicht deines Kopfes, dort wo er auf dem Boden ruht. Eine kleine Stelle, nicht größer als eine Münze. Dort wird dein Kopf getragen. Lass ihn los."

Derart vorbereitet, kann man die Lektion beginnen. Genau so, wie es in der Bildergeschichte zu sehen ist. Ein paar Dinge sind zu beachten: Man muss langsam genug sein, damit man auch etwas spüren und neues

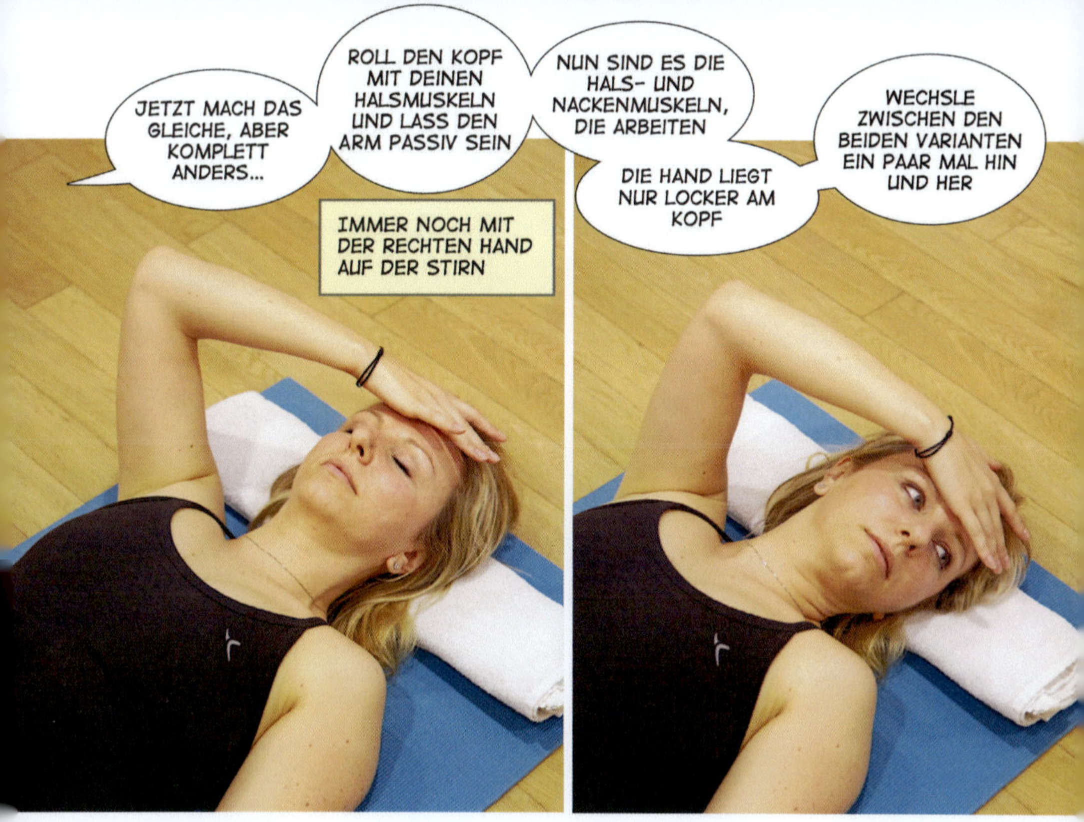
JETZT MACH DAS GLEICHE, ABER KOMPLETT ANDERS...
ROLL DEN KOPF MIT DEINEN HALSMUSKELN UND LASS DEN ARM PASSIV SEIN
IMMER NOCH MIT DER RECHTEN HAND AUF DER STIRN
NUN SIND ES DIE HALS- UND NACKENMUSKELN, DIE ARBEITEN
DIE HAND LIEGT NUR LOCKER AM KOPF
WECHSLE ZWISCHEN DEN BEIDEN VARIANTEN EIN PAAR MAL HIN UND HER

lernen kann. Je achtsamer man sich bewegt, desto feiner kann man seine Bewegungen gestalten. Diese werden sich von Person zu Person verschieden anfühlen, und auch verschieden aussehen. Bei Einem wird der Kopf mehr gerade wie auf einer Linie rollen, beim Anderen mehr wie auf einer Kurve. Oder zur linken Seite hin so, zur rechten Seite hin anders. Bei manchen wird es eine ganz flüssige, leichte Bewegung sein, bei anderen wird es ruckeln und fast wie von Station zu Station springen. Bei manchen wird sich die ganze Schulterpartie – vielleicht sogar der ganze Brustkorb – graduell mitbewegen, bei anderen nicht.

Für diese Unterschiede gibt es einen guten Grund: es ist eine komplizierte Sache! Allein im Nacken befinden sich 7 Wirbel (komplett mit Bandscheiben und Wirbelbogengelenken), 29 Muskelgruppen und eine Vielzahl von Bändern. Es gibt Flächenbänder, Bänder zwischen den Wirbelbögen und Bänder zwischen den Dorn- und Querfortsätzen. Und dann ist das auch noch mit dem Schultergürtel und Brustkorb verbunden, wo es noch viel mehr Teile gibt. Dazu kommen Reflexe, Gewohnheiten und der ganz persönliche Stil eines Menschen.

Zweierlei Wissen

Ein Gelehrter fragte einen Weisen,
wie sich das Einzelne zu einem Ganzen fügt
und wie das Wissen um das Viele
sich vom Wissen um die Fülle
unterscheide.

Der Weise sagte:
„Das weit Verstreute wird zu einem Ganzen,
wenn es zu einer Mitte findet
und gesammelt wirkt.
Denn erst durch eine Mitte wird das Viele
wesentlich
und wirklich,
und seine Fülle erscheint uns dann als einfach,
fast wie wenig,
wie ruhige Kraft auf nächstes hin,
die unten bleibt
und nahe dem, was trägt.

Um Fülle zu erfahren
oder mitzuteilen,
muss ich daher nicht alles einzeln
wissen, sagen, haben, tun.

Wer in die Stadt gelangen will,
tritt durch ein einziges Tor.
Wer eine Glocke einmal anschlägt,
bringt mit dem einen Ton noch viele andere zum Klingen.
Und wer den reifen Apfel pflückt,
braucht dessen Ursprung nicht ergründen.
Er hält ihn in der Hand
und isst."

Der Gelehrte wandte ein, dass, wer die Wahrheit wolle,
auch alle Einzelheiten wissen müsse.

Der Weise aber widersprach.
Nur von der alten Wahrheit wisse man sehr viel.
Wahrheit, die weiterführe,
sei gewagt
und neu.
Denn sie verbirgt ihr Ende
wie ein Keim den Baum.

Wer daher noch zu handeln zögert,
weil er mehr wissen will,
als ihm der nächste Schritt erlaubt,
versäumt, was wirkt.
Er nimmt die Münze für die Ware,
und aus Bäumen macht er Holz.

Der Gelehrte meinte,
das könne nur ein Teil der Antwort sein
und er bitte ihn
um noch ein bisschen mehr.

Der Weise aber winkte ab,
denn Fülle sei am Anfang wie ein Fass voll Most:
süß und trüb.
Und es braucht Gärung und genügend Zeit,
bis er sich klärt.
Wer dann, statt dass er kostet, trinkt,
beginnt zu schwanken.

von Bert Hellinger,
Abdruck mit freundlicher Genehmigung von Bert Hellinger.

Der Weg ist das Ziel

Jeden Tag gibt es hunderte Dinge zu erledigen – und da kann man beim besten Willen nicht immer auf jedes Detail achten. Bei vielen Dingen interessiert nur das Ergebnis und unser Körper hilft dabei, unsere Ziele zu erreichen. Darum ist man auch über gute Gesundheit froh, damit der Körper sozusagen nicht im Weg steht und man all das machen kann, was man eben so machen muss (oder möchte). Gibts noch was anderes?

Wenn man bei jeder Bewegung hundert Prozent achtsam sein würde, auf die Atmung achten würde, und mit Bewegungsanfängen experimentieren würde, jede Bewegung jedes mal von neuem erforschen würde... also dann würde man überhaupt nichts zustande bringen. Deshalb gibt es ja Bewegungsgewohnheiten und Automatismen. Damit man sich auf seine Arbeit konzentrieren kann, ohne sich ständig auf sich selbst konzentrieren zu müssen. Ohne jedes mal aufs Neue herausfinden zu müssen, wie man den Kopf hebt, einen Arm ausstreckt und nach etwas greift, ein Bein bewegt und so weiter.

Aber für diese genauen Betrachtungen gibt es genug Zeit in Feldenkrais® Stunden. Zeit, in der Bewusstheit durch Bewegung praktiziert, geübt, gelebt wird. Da werden selbst eingefahrene Gewohnheiten in Einzelabschnitte aufgelöst, neu erforscht, neu zusammengesetzt, abgespeichert. Und dann kanns erfrischt, neu belebt oder auch quasi „frisch geölt" weitergehen. Je mehr Feldenkrais® Stunden man sammelt, desto mehr geht einem diese Art zu denken, sich zu spüren, bewegen, zu sein, in Fleisch und Blut über. Ein endgültiges Ziel gibt es dabei nicht. Die Taoisten (und die Mercedes Benz Werbung) sagen „der Weg ist das Ziel".

Der Schriftsteller Paul Coelho schreibt ganz poetisch: „Für das innere Wachstum kennt ein Krieger des Lichts eine höchst wirksame Übung: er achtet auf die Dinge, die er automatisch macht [..] Damit befreit er sich von Spannungen und lässt seine Intuition freier arbeiten, ohne von seinen Ängsten und Wünschen beeinflusst zu werden. Bestimmte Probleme, die ihm unlösbar vorkamen, finden eine Lösung, bestimmte Schmerzen, die er für unbesiegbar hielt, verschwinden plötzlich."

Es ist nicht schwierig, sich auf den gegenwärtigen Moment zu konzentrieren, achtsam zu sein, seine Bewusstheit zu kultivieren. Feldenkrais® Stunden führen einen unabdingbar dorthin. Während man Feldenkrais® macht, kann man gar nicht anders, als im Jetzt präsent zu sein.

Muskeln richtig einsetzen

Jeder Muskel hat eine oder mehrere Funktionen, welche ganz bestimmte Bewegungen ermöglichen. Wenn der Muskel dementsprechend genutzt wird, ist alles wunderbar. Aber manchmal kommen die Aufgaben durcheinander und dann sind Probleme vorprogrammiert.

So zum Beispiel beim größten Muskel überhaupt: dem Gluteus Maximus. Ein im*po*santer Name für den großen Gesäßmuskel. Er ist dem Volumen nach der größte Muskel des Menschen und auch einer der kräftigsten. Er ist leicht zu ertasten, gut sichtbar, und kann recht viel. Seine hauptsächliche Funktion ist jedoch die Streckung des Hüftgelenks. Das braucht man zum Beispiel zum Aufstehen aus dem Sitzen, zum Treppensteigen und zum schnell Laufen.

Leider sitzen die meisten Menschen zu viel, steigen zu wenig Treppen, laufen zu selten, machen kaum Gymnastik. Und verlieren bzw. vergessen nach und nach die großen Pomuskeln. Und verwenden stattdessen die Lendenmuskeln, Darmbeinmuskeln und die Oberschenkelmuskeln. Die Pomuskeln sind zwar noch da, werden aber nicht mehr ihrem Zweck entsprechend eingesetzt. Prof. Dr. Stuart McGill nennt das „gluteale Amnesie". Prof. Dr. Vladimir Janda beschreibt es mit „Lower Crossed Syndrome". Diese ungleiche Verteilung der Muskelarbeit, das Vergessen mit gleichzeitig zweckfremder Nutzung der anderen Muskeln, kann auf Dauer nicht nur zu optischen Veränderungen in der Körperhaltung und am Körper selbst führen, sondern auch zu übermäßiger Abnutzung von Sehnen und Gelenken – und dadurch große Probleme verursachen.

Um solche Umstände zu finden und zu korrigieren, bräuchte man entweder ständig sehr erfahrene und gut ausgebildete Therapeuten um sich herum oder man lernt sich selbst besser kennen, zu bewegen, zu organisieren, und hält das Interesse an lebenslangem Lernen aufrecht. Und dafür gibt es eben eine Vielzahl von Feldenkrais® Lektionen.

Sich selbst vertrauen

Während einer Unterrichtsstunde hat Dr. Moshé Feldenkrais einmal gesagt: „Bewege dich an den schwierigen Stellen behutsamer. Anstatt dort, wo es verzwickt ist, dich mehr anzustrengen, sei sanfter, gefühlvoller, langsamer. Auf diese Weise wird es sich selbst organisieren". Er hat nicht gesagt „dann wirst du es organisieren können" und auch nicht „dann wirst du wissen, wie man es richtig macht". Das ist ein wichtiger Unterschied. Es ist das Zentralnervensystem, das Bewegung organisiert. Und ein gesundes System wird immer versuchen die beste Wahl zu treffen; bzw. aus den Vorgaben, Möglichkeiten und Einschränkungen das Beste zu machen.

Ein anderes Beispiel von einem Blogger namens Jeff Sexton. Er schreibt über seine Schwimmtechnik im Rückenkraulen und wie er sie verbessern konnte: „Ich war ein ausgesprochen schlechter Rückenschwimmer mit einem vergleichsweise schwachen Armzug und recht steif gehaltenen Schultern. Mein großes AHA-Erlebnis und damit meine entscheidende Verbesserung, hatte ich erst durch einen Tipp von meinem Coach Emery. Dieser hat mir folgendes gesagt: »Kümmer dich nicht so sehr darum deinen kleinen Finger zuerst ins Wasser zu bringen, denn das wäre ein schlechter Rat. Stattdessen entspanne deinen Arm und während du ihn zurück ins Wasser schwingst drehe deinen ganzen Körper mit. Dein kleiner Finger wird wie ganz von selbst als erster ins Wasser eintauchen.« Sobald ich mich also auf die Regeln hinter der Mechanik konzentrierte – und nicht mehr nur auf die äussere Form – war meine Rückenkraultechnik wie von selbst viel besser geworden." Unsere Körperbewegungen können recht verflochten, verwickelt, vielschichtig zusammengesetzt sein. Sich auf Details zu stürzen und zu versuchen, mit viel Willenskraft etwas korrigieren zu wollen, kann zu einem aussichtslosen Unterfangen werden. Es gilt also einen Gang zurückzuschalten, sich auf das Wesentliche zu besinnen, das Größere hinter dem Kleinen erkennen, sich selbst zu vertrauen. In diesem Beispiel hat Jeff es gut vorgemacht.

Ein drittes Beispiel: vor einiger Zeit kam eine Frau, 65 Jahre alt, auf ein Gespräch zu mir in die Praxis. Es ging um Rückenschmerzen, Atemnot, und ihren „schrecklich" verspannten Oberkörper. Ihre Atmung ist mir gleich aufgefallen. Irgendetwas war anders als bei den meisten Menschen. Beim genaueren Betrachten kam es mir so vor, als ob sie beim Einatmen das Zwerchfell nach oben und gleichzeitig ihre Schultern nach unten ziehen würde. Eine Mischung aus paradoxer Atmung und Hochatmung. Damit sie überhaupt zu etwas Luft kam, drängte sie ihren oberen Brustkorb nach rechts und links auseinander. Als ich sie darauf ansprach, bekam ich von ihr einen rund 10minütigen Vortrag über richtige Atemtechnik zu hören. Eine Expertin. Offensichtlich hatte sie schon so viele Therapeuten und Ärzte besucht und so viele Schulungen bekommen, dass sie schon ganz den Zugang zu sich selbst verloren hatte. Der regelmäßige Besuch von Feldenkrais® Stunden wäre in so einem Fall ideal, um von theoretischen Konzepten und Idealvorstellungen loszukommen und sich selbst wieder zu einem besseren Zustand finden zu lassen.

Gewohnheiten hinterfragen

In Feldenkrais® Gruppen werden die Teilnehmer durch Bewegungsabläufe geleitet. Diese sind aus einzelnen Bewegungen zusammengesetzt, die aufeinander aufbauen, sich ergänzen, sich gegenseitig erklären. Es wird genug Zeit zur Verfügung gestellt um jede Bewegung zumindest 10-20 Mal ausprobieren, erforschen, klären zu können. Die Teilnehmer bewegen sich und gleichzeitig beobachten sie sich selbst.

Manche dieser Bewegungen sind ausgesprochen außergewöhnlich, und manche sind sehr gängig. Bewegungen, die jeder jeden Tag tausendmal macht, die 100 Prozent Gewohnheit sind, über die man absolut nie nachdenkt bzw. über die man nicht einmal nachdenken könnte. Zum Beispiel: einfach nur den Kopf zu drehen. Nicht weit, kein Schulterblick, sondern nur den Kopf ein bisschen nach links oder rechts drehen. Wie kann man so eine gewöhnliche Bewegung neu betrachten, neu verstehen lernen? Eine der vielen Besonderheiten der Feldenkrais-Methode ist es, dass man sich selbst derart gut bekannte, völlig unbewusst ausgeführte Bewegungen neu ansehen kann. Und zwar, indem man sie weiter entflechtet: es gibt Augenbewegungen, Kieferbewegungen (vielleicht sogar

Zungenbewegungen), Schulter und Beckenbewegungen, Verdrehung-Seitbeugen-Seitneigen-Bewegungen des Oberkörpers. Man kann die Aufmerksamkeit an verschiedene Stellen leiten, Geschwindigkeit und Bewegungsbeginn variieren, und noch viele andere Strategien, um das Gewohnte, Bekannte, Unbewusste wieder völlig neu erleben zu können.

Den Stop-Reflex lösen

Thomas Hanna (1929-1990), unter anderem Vorsitzender des Humanistic Psychology Institute (HPI), Feldenkrais® Lehrer, Veranstalter der überhaupt ersten Feldenkrais® Berufsausbildung in San Francisco 1975 und Gründer von Hanna Somatic Education®, hat den Begriff „Somatics" erfunden. In seinem Buch „Beweglich sein – ein Leben lang" (der Originaltitel lautet „Somatics: Reawakening the Mind's Control of Movement, Flexibility, and Health") zeigt er eine Lösung für ein Problem auf, welches durch Hans Selye beschrieben worden ist.

Wer Hans Selye ist? Falls Sie noch nie von ihm gehört haben, hier ebenfalls eine Superkurzvorstellung: Hans Selye (1907-1982), geboren in Wien, Österreich, war ein bahnbrechender Endokrinologe. Er promovierte in Medizin und Chemie in Prag, Tschechische Republik, und verbrachte den größten Teil seines Lebens in Montréal, Kanada. Er bekam 43 (!) Ehrendoktortitel verliehen und veröffentlichte über 1000 wissenschaftlichen Studien, 15 Monographien und 7 Bücher (einige davon internationale Bestseller). Auch er hat einen Begriff erfunden, einen, den jeder kennt: „Stress".

Thomas Hanna hat drei körperliche Reflexmuster als Folge von Stress formuliert. Eines davon hat er den „Stop-Reflex" genannt. Er erklärt, dass dieses unwillkürliche Reflexmuster alle Muskeln der Vorderseite des Körpers zusammenzieht. Ausgelöst wird es durch negative Gefühle wie Angst, Furcht und Schreck. Konkret heißt das zum Beispiel nach vorne gezogene Schultern, ein zu weit nach vorne gestreckter Kopf, schmerzhafte Nacken- und Schultermuskeln, zu stark angespannte Bauchmuskeln, flache Atmung, Depression, Verdauungsprobleme, Verstopfung und vieles mehr. Thomas Hanna schreibt: „Indem man lernt Bewusstheit, Gefühl und motorische Kontrolle für diese Muskeln wieder zu erlangen – ein Bildungsprozess, der nur durch Bewegung erreicht werden kann – kann das Nervensystem sich erinnern, wie es diese Muskeln entspannen und auch wieder richtig verwenden kann."

Um die chronische Wirkung des „Stop-Reflex" aufzulösen verwenden wir zum Beispiel nachfolgende Feldenkrais® Lektion. Diese ist übrigens auch in Thomas Hannas Buch zu finden und wird auch in vielen anderen Feldenkrais® Kursen und Büchern unterrichtet. Los geht's:

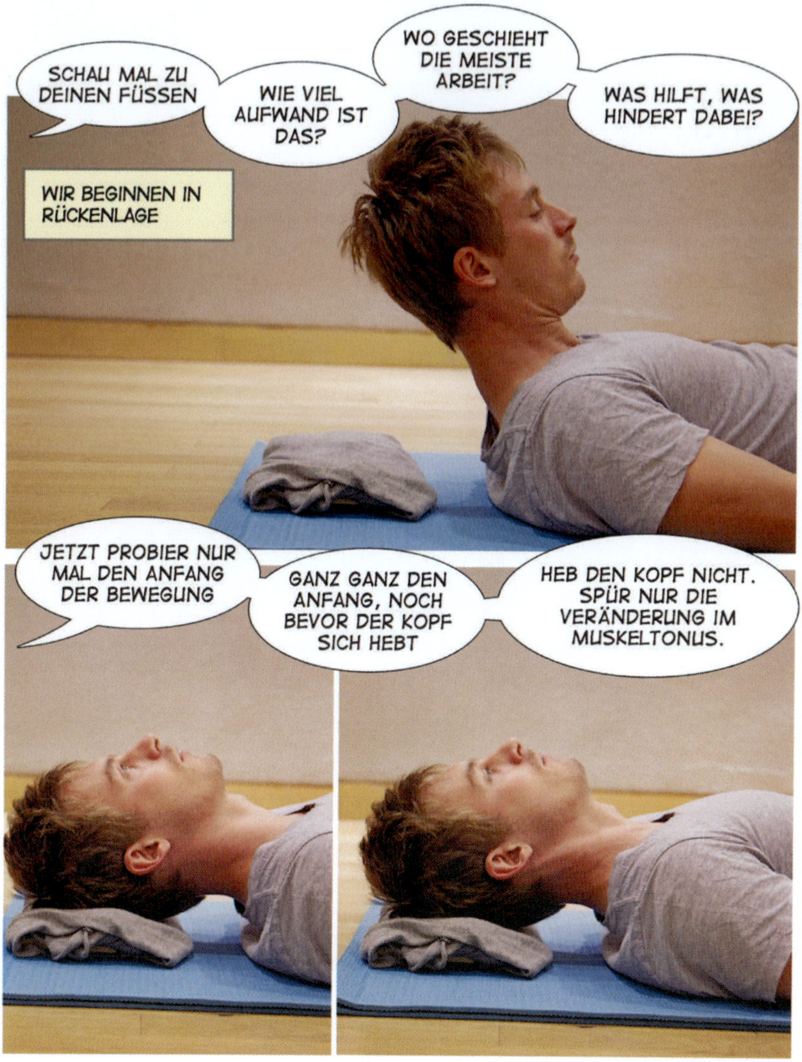
SCHAU MAL ZU DEINEN FÜSSEN
WIE VIEL AUFWAND IST DAS?
WO GESCHIEHT DIE MEISTE ARBEIT?
WAS HILFT, WAS HINDERT DABEI?
WIR BEGINNEN IN RÜCKENLAGE
JETZT PROBIER NUR MAL DEN ANFANG DER BEWEGUNG
GANZ GANZ DEN ANFANG, NOCH BEVOR DER KOPF SICH HEBT
HEB DEN KOPF NICHT. SPÜR NUR DIE VERÄNDERUNG IM MUSKELTONUS.

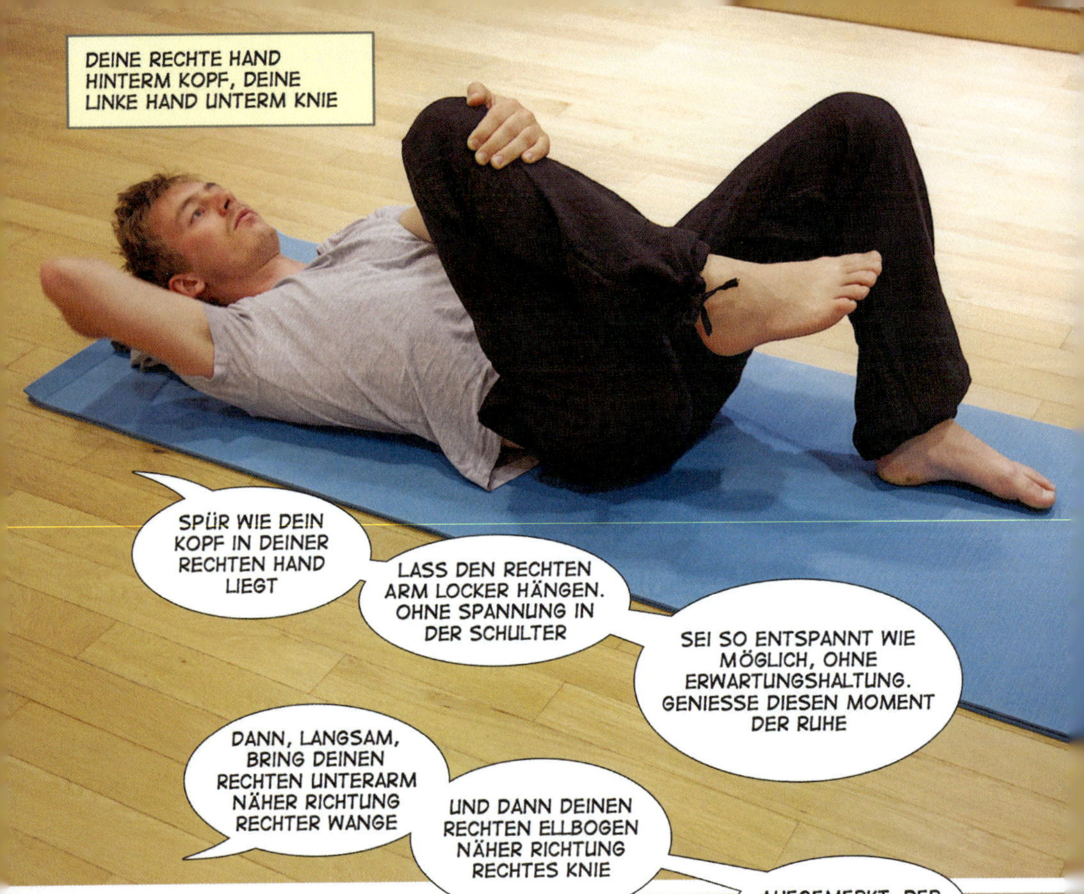
DEINE RECHTE HAND HINTERM KOPF, DEINE LINKE HAND UNTERM KNIE
SPÜR WIE DEIN KOPF IN DEINER RECHTEN HAND LIEGT
LASS DEN RECHTEN ARM LOCKER HÄNGEN. OHNE SPANNUNG IN DER SCHULTER
SEI SO ENTSPANNT WIE MÖGLICH, OHNE ERWARTUNGSHALTUNG. GENIESSE DIESEN MOMENT DER RUHE
DANN, LANGSAM, BRING DEINEN RECHTEN UNTERARM NÄHER RICHTUNG RECHTER WANGE
UND DANN DEINEN RECHTEN ELLBOGEN NÄHER RICHTUNG RECHTES KNIE
AUFGEMERKT: DER WEG IST DAS ZIEL

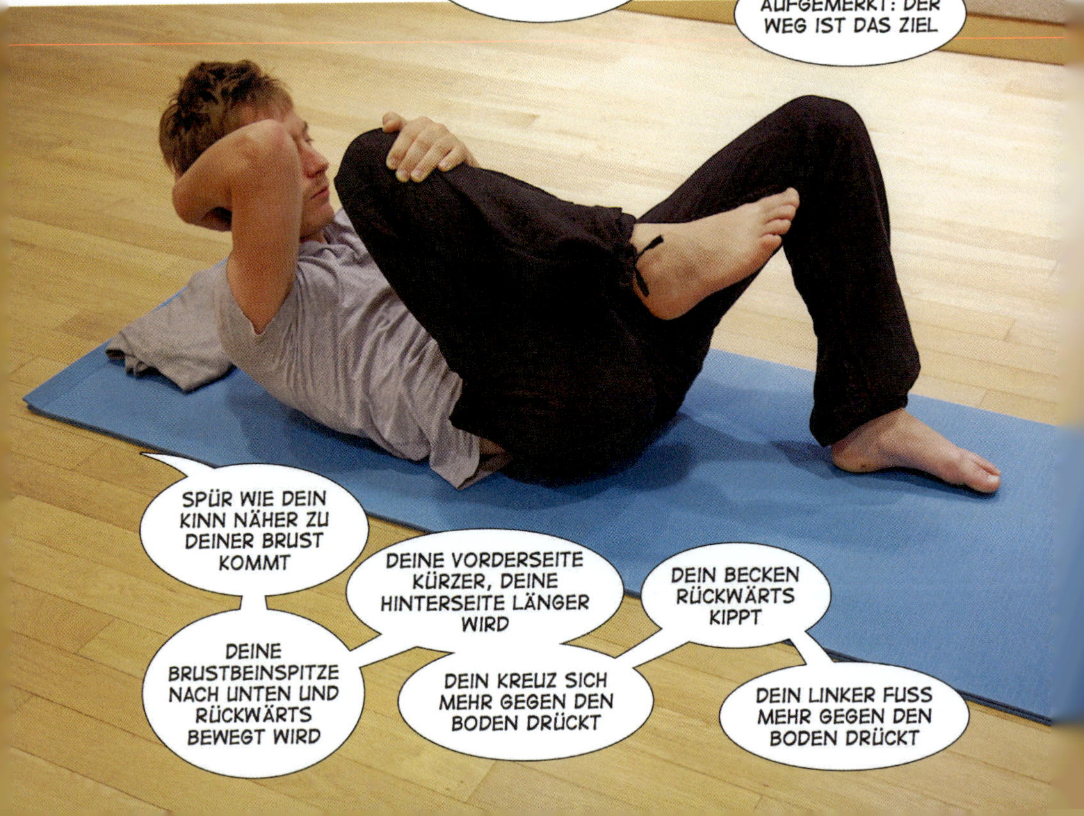
SPÜR WIE DEIN KINN NÄHER ZU DEINER BRUST KOMMT
DEINE VORDERSEITE KÜRZER, DEINE HINTERSEITE LÄNGER WIRD
DEIN BECKEN RÜCKWÄRTS KIPPT
DEINE BRUSTBEINSPITZE NACH UNTEN UND RÜCKWÄRTS BEWEGT WIRD
DEIN KREUZ SICH MEHR GEGEN DEN BODEN DRÜCKT
DEIN LINKER FUSS MEHR GEGEN DEN BODEN DRÜCKT

Warum wird eigentlich eine Beuge-Lektion verwendet, um die chronisch zu stark angespannte Muskulatur der Vorderseite zu lösen? Müsste man nicht versuchen, die Vorderseite zu dehnen anstatt sie zu verkürzen? Bei Feldenkrais® ist das anders. Wir nennen es „mit dem Muster gehen". Dadurch wird man sich der Anspannung bewusst und das Nervensystem kann endlich loslassen. Das ist etwas ganz anderes als zu dehnen. Beim Dehnen wird an verspannter Muskulatur gezogen, die das natürlich nicht will. Der darauffolgende Dehnreflex macht die Muskulatur sowieso wieder kurz; und gelernt hat man beim Dehnen auch nichts.

Häufige Pausen macht man bei Feldenkrais® nicht zur Erholung von Anstrengung sondern um zu Spüren, Vergleichen, den Atem zur Ruhe kommen zu lassen. Und dann wieder wie frisch beginnen zu können.

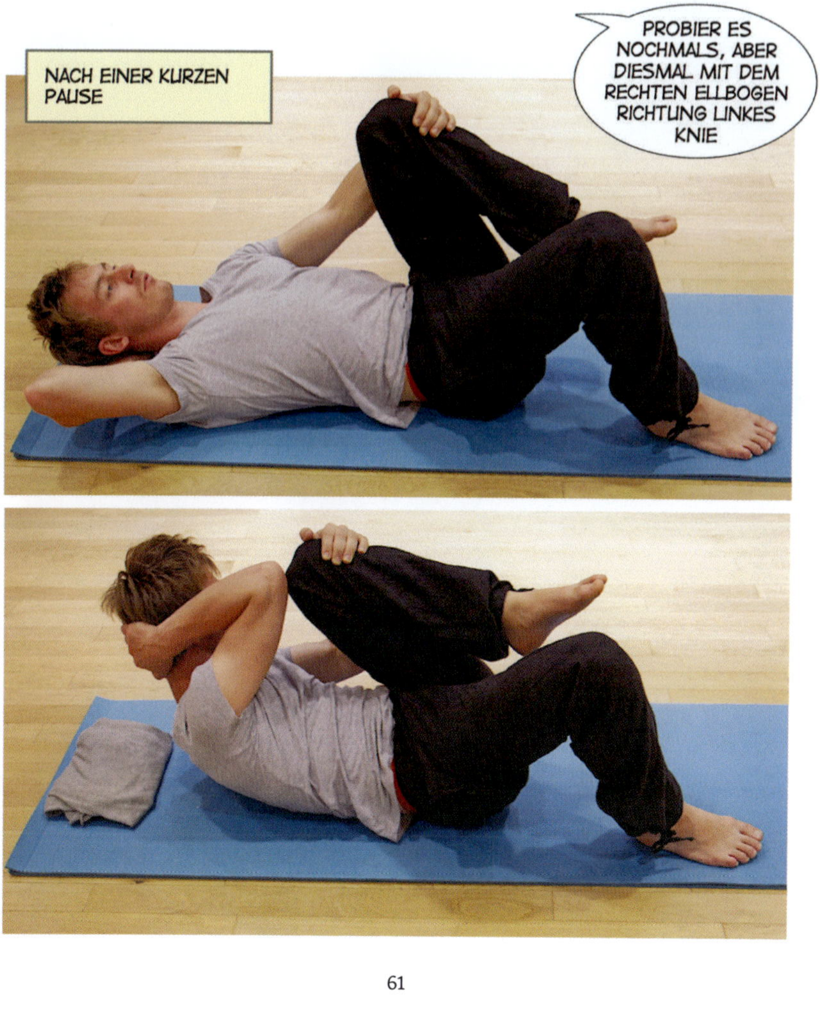
NACH EINER KURZEN PAUSE
PROBIER ES NOCHMALS, ABER DIESMAL MIT DEM RECHTEN ELLBOGEN RICHTUNG LINKES KNIE

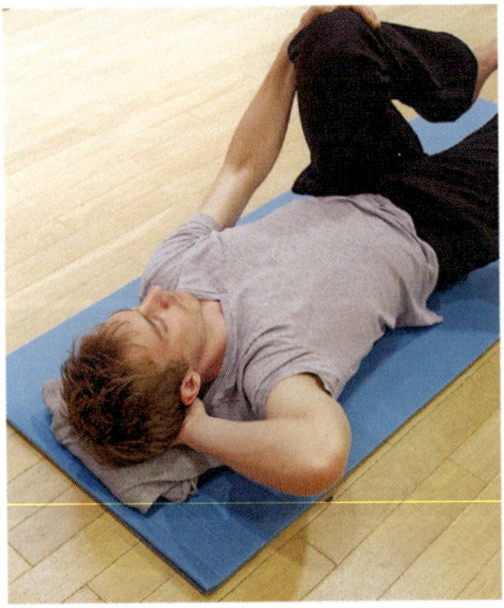

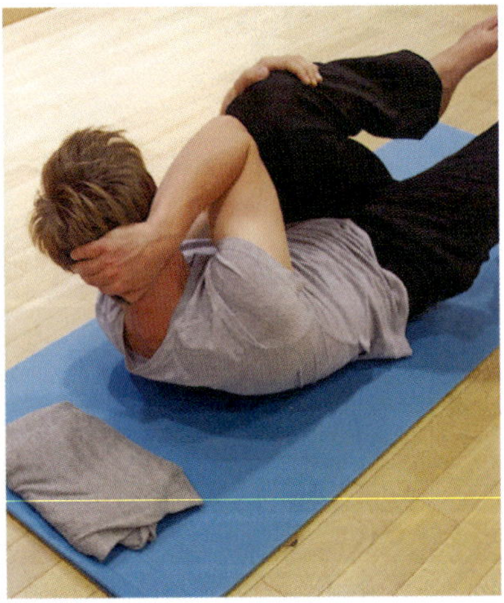

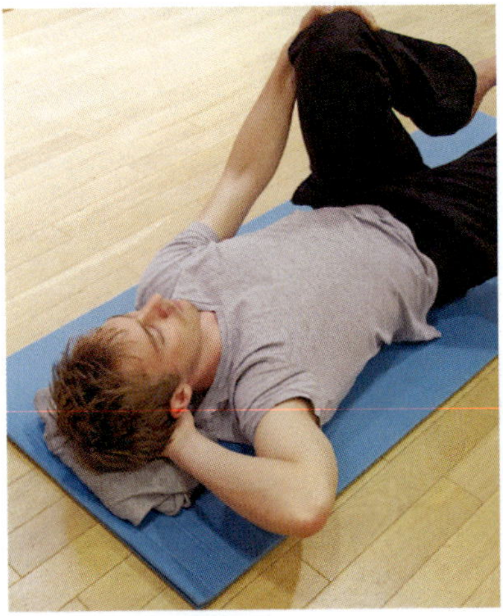

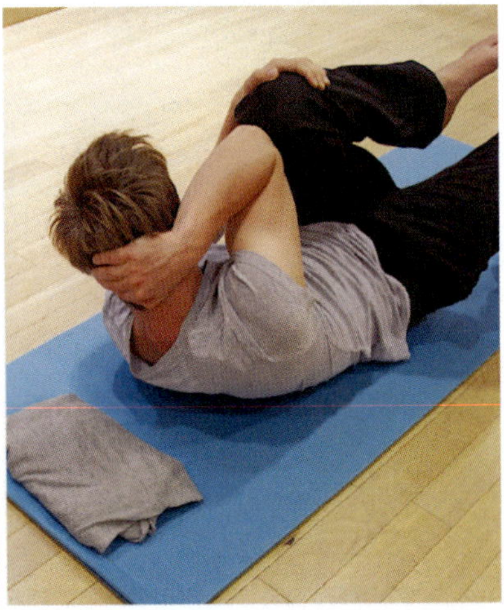

ANSTATT DIE EXAKT GLEICHE BEWEGUNG WIEDER UND WIEDER ZU WIEDERHOLEN, SUCHE MIT JEDER NEUEN BEWEGUNG NACH NEUEN VARIATIONEN UND NEUEN MÖGLICHKEITEN. IN DEN PHOTOS KANN MAN SEHEN WIE GUILLAUME JEDES MAL EINE ANDERE STELLE AM LINKEN KNIE ANPEILT. DADURCH MACHT SEIN OBERKÖRPER MAL MEHR EINE BEUGUNG, MAL MEHR EINE DREHUNG.

DAS NÄCHSTE MAL WENN DEIN KOPF LIEGT LASS AUCH MAL DEN ELLBOGEN GANZ ZU BODEN SINKEN ... UND FANG DANACH EINE GANZ FRISCHE BEWEGUNG AN. SO, ALS OB ES DIE ERSTE WÄRE.

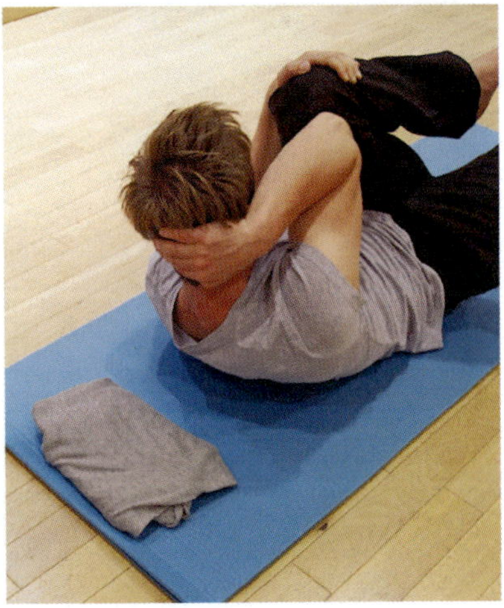

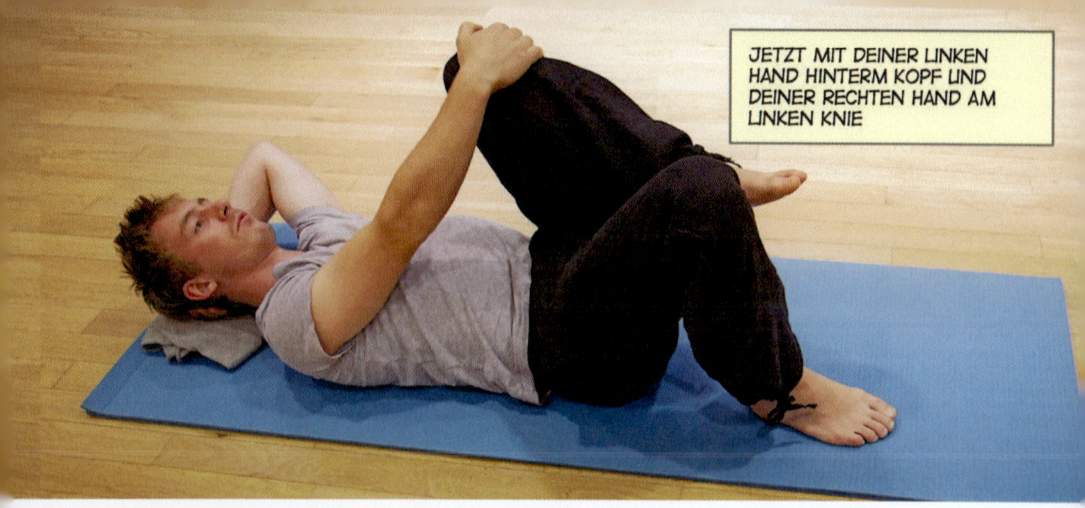
JETZT MIT DEINER LINKEN HAND HINTERM KOPF UND DEINER RECHTEN HAND AM LINKEN KNIE

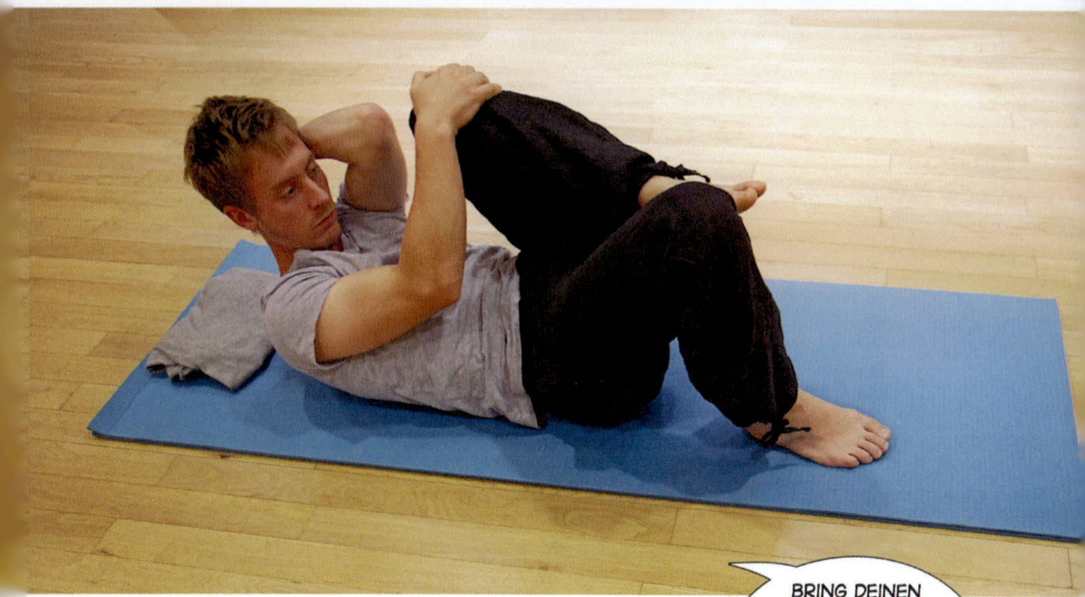

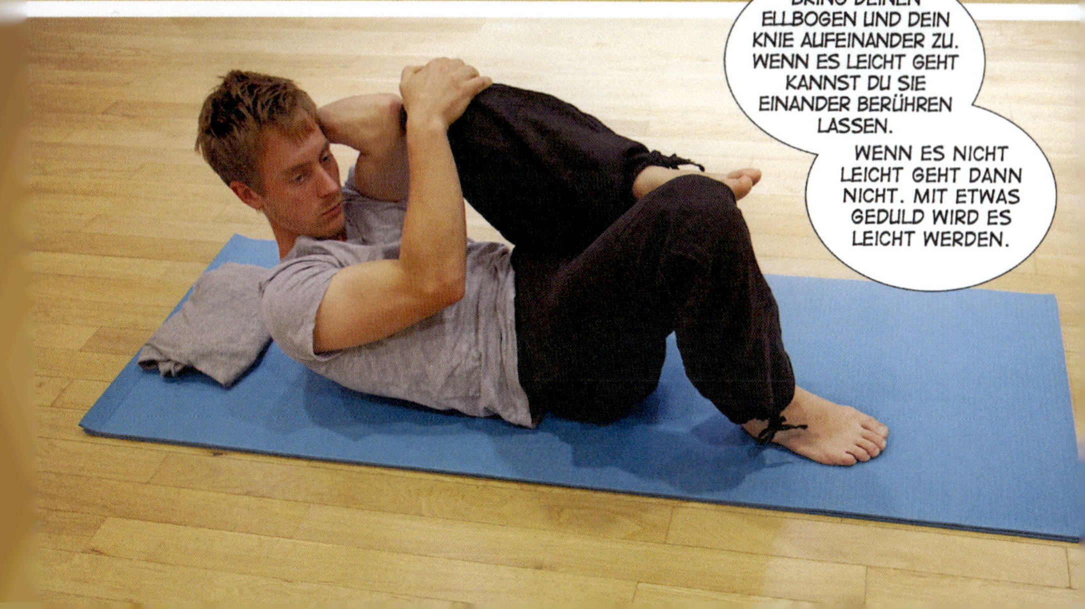
BRING DEINEN ELLBOGEN UND DEIN KNIE AUFEINANDER ZU. WENN ES LEICHT GEHT KANNST DU SIE EINANDER BERÜHREN LASSEN.
WENN ES NICHT LEICHT GEHT DANN NICHT. MIT ETWAS GEDULD WIRD ES LEICHT WERDEN.

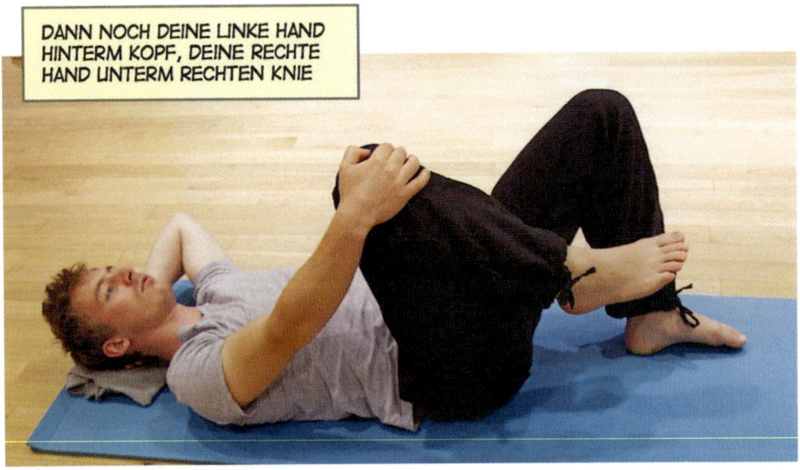
DANN NOCH DEINE LINKE HAND
HINTERM KOPF, DEINE RECHTE
HAND UNTERM RECHTEN KNIE

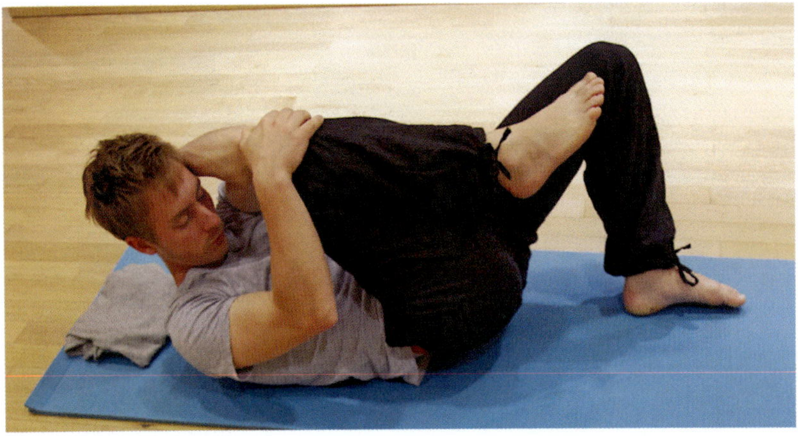

Selbst wenn man sich ganz achtsam und langsam bewegt beinhaltet eine Feldenkrais® Lektion mehr, als man auf einmal wahrnehmen könnte. Je öfters man eine Lektion wiederholt desto mehr kann man entdecken. Allerdings kann oftmaliges Wiederholen auch langweilig werden. Auch deshalb gibt es so viele verschiedene Feldenkrais® Lektionen. Und wenn man dann eines Tages zu einer schon einmal gemachten Lektion zurückkommt, wird man wieder neues Entdecken, neue Erfahrungen machen. Es ist fast so, als ob man ein Buch wiederentdeckt, das man vor vielen Jahren einmal gerne gelesen hat.

Um die Lektion abzuschließen, verschränke nochmals deine Finger, bringe sie hinter deinen Kopf, die Ellbogen hochgeklappt, und dann führe die Ellbogen und Knie ein Stück weit aufeinander zu, bleibe dort, atme, rolle ein paar Millimeter hin und her, vor und zurück, und genieße.

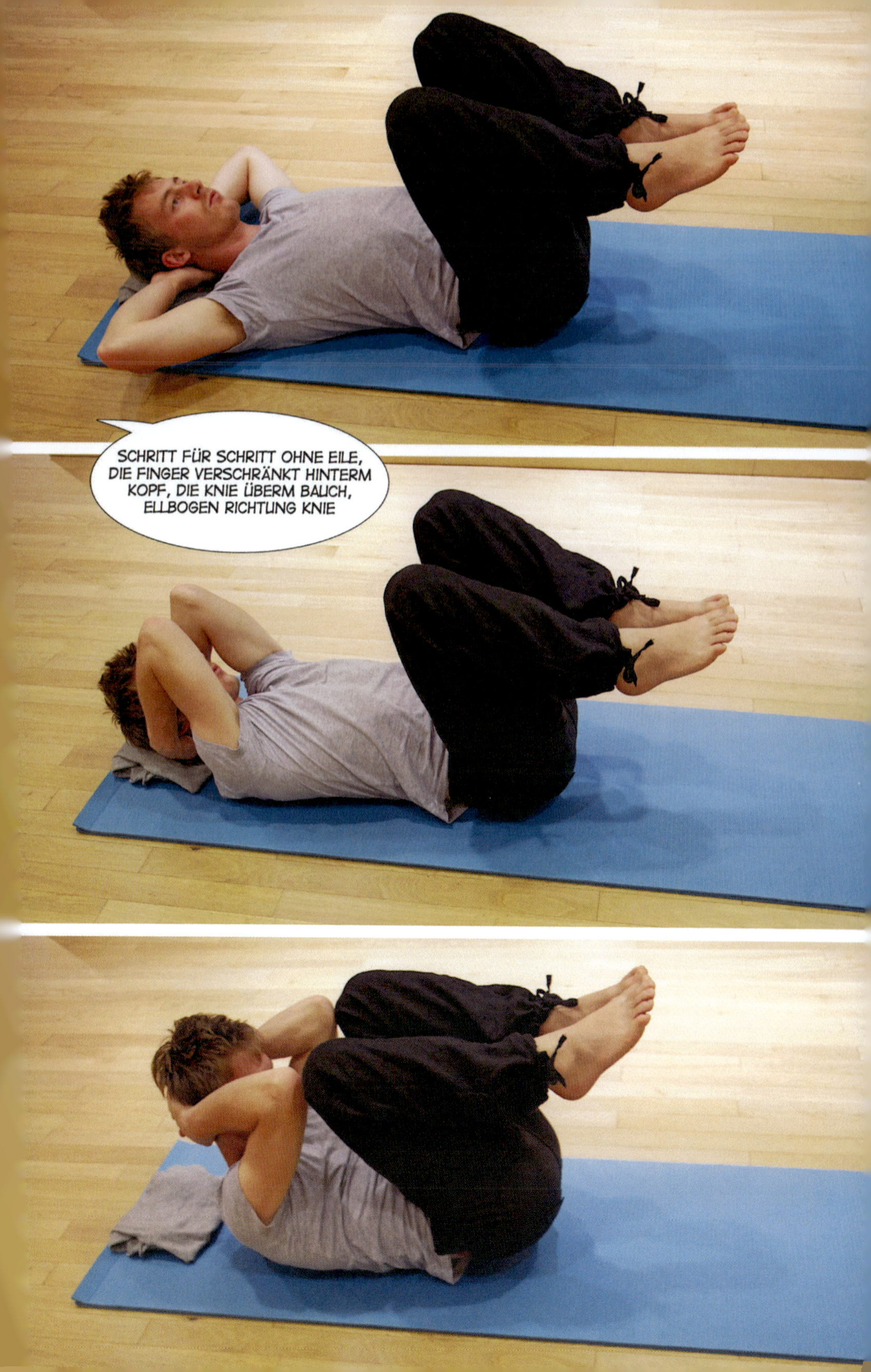
SCHRITT FÜR SCHRITT OHNE EILE, DIE FINGER VERSCHRÄNKT HINTERM KOPF, DIE KNIE ÜBERM BAUCH, ELLBOGEN RICHTUNG KNIE

Den Start-Reflex lösen

Manche Feldenkrais® Lektionen passen wirklich gut zueinander. So zum Beispiel die vorige Lektion mit Beugung der Körpervorderseite und diese Lektion mit Beugung der Körperrückseite (=Streckung). Sie passen nicht nur ausgezeichnet zueinander sondern verstärken sich auch gegenseitig. Wenn man sie abwechselnd macht oder auch abschnittsweise miteinander verwebt ist auch hier die Summe mehr als nur die einzelnen Teile.

Der „Start-Reflex", so genannt von Thomas Hanna, zieht die Muskeln an der Rückseite des Körpers zusammen und wirkt so als übertriebene Aufrichtung und Leistungsbereitschaft bzw. „positiver Stress" oder auch „Eustress". Diese Art Stress verleiht einem mentale Wachheit, Motivation und den „extra Kick". Thomas Hanna schreibt: „Der Start-Reflex könnte als nahezu unentbehrlich für eine Industriegesellschaft angesehen werden, denn um eine industrielle Wirtschaft hervorzubringen, muss dieser Reflex andauernd in der gesamten Bevölkerung ausgelöst werden. Er ist ebenso Teil der Gesellschaft des 20. Jahrhunderts wie Wecker, Kalender, Kaffee, Arbeitsvorgaben, Provisionen und Termine – sie alle wirken als Auslöser für diesen tief eingeprägten Reflex."

Wenn dieser gespannte Zustand allerdings langanhaltend ist, der Reflex oftmalig ausgelöst und die Spannung nie ganz losgelassen wird, dann zeitigt dieser positive Stress laut Thomas Hanna ebenfalls negative Auswirkungen: verspannte Schultern, Spannungskopfschmerzen, Rückenschmerzen – speziell im unteren Rücken – verspannte Beinmuskulatur, Knieschmerzen und vieles mehr. Das kann man nicht nur als mechanisches Problem sehen, welches mit Dehnen, Krafttraining, Massage, Triggerpunkt-Therapie etc. gelöst werden könnte, sondern als eine Lernschwäche. Der vom Stress belastete Mensch hatte bisher nicht die Möglichkeit zu lernen, wie er mit den körperlichen Belastungen umgehen und die chronischen Verspannungen wieder loslassen kann.

Die nachfolgende Feldenkrais® Lektionen zeigt einen der vielen Bewegungsabläufe der Feldenkrais-Methode, um sich dieser Art Spannung und den Umgang mit ihr bewusst zu werden.

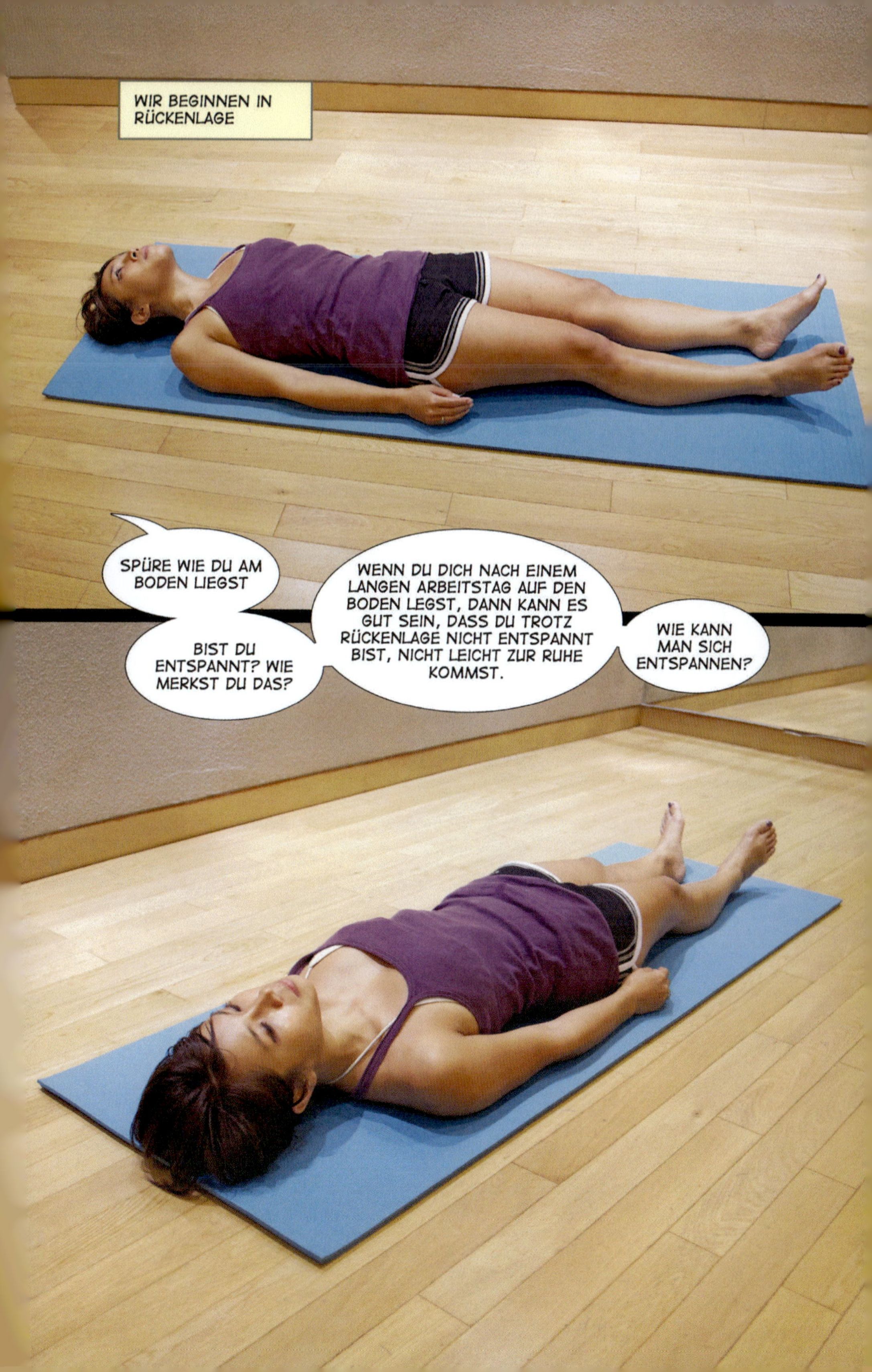
WIR BEGINNEN IN RÜCKENLAGE
SPÜRE WIE DU AM BODEN LIEGST
BIST DU ENTSPANNT? WIE MERKST DU DAS?
WENN DU DICH NACH EINEM LANGEN ARBEITSTAG AUF DEN BODEN LEGST, DANN KANN ES GUT SEIN, DASS DU TROTZ RÜCKENLAGE NICHT ENTSPANNT BIST, NICHT LEICHT ZUR RUHE KOMMST.
WIE KANN MAN SICH ENTSPANNEN?

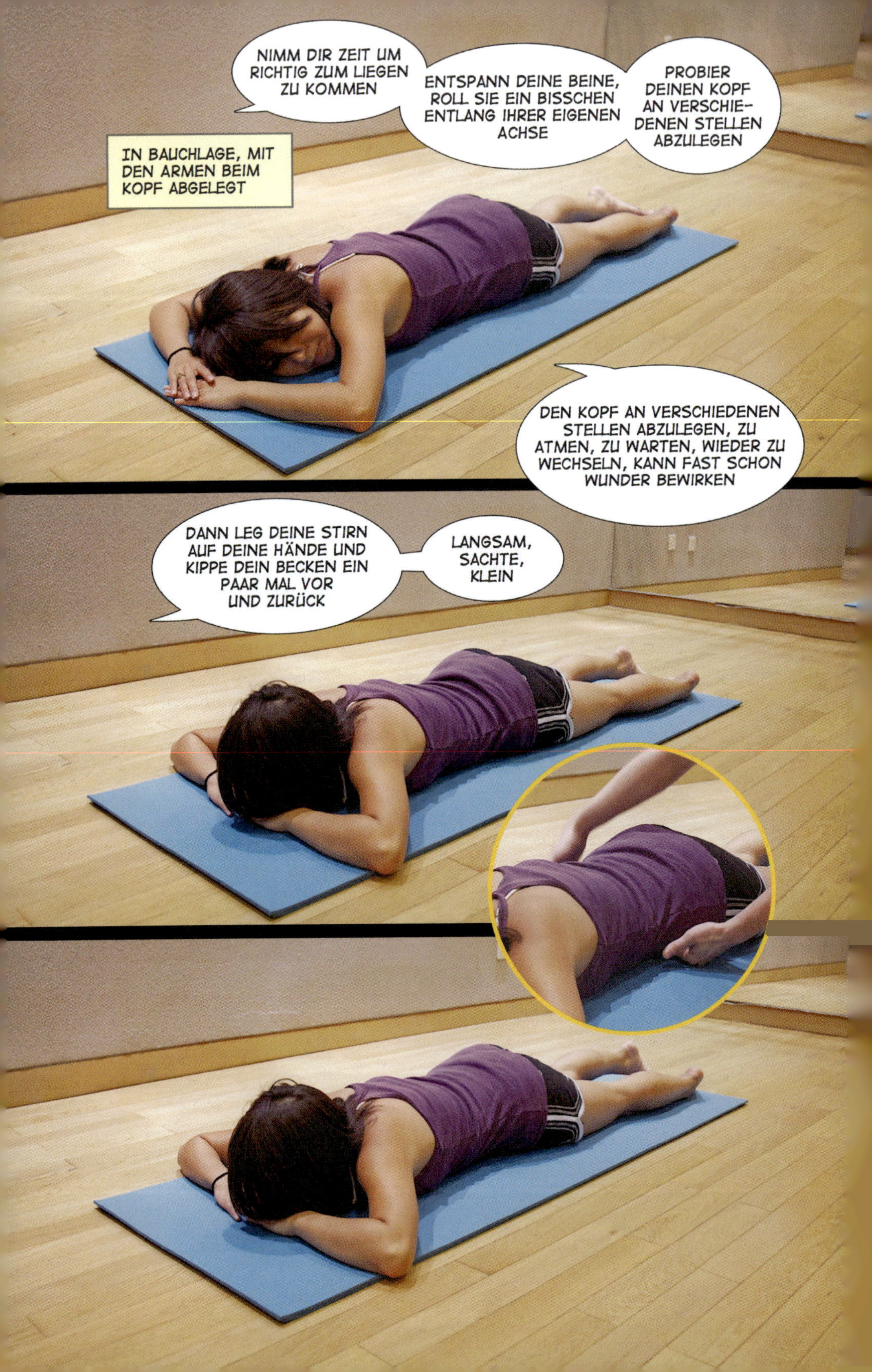
IN BAUCHLAGE, MIT DEN ARMEN BEIM KOPF ABGELEGT
NIMM DIR ZEIT UM RICHTIG ZUM LIEGEN ZU KOMMEN
ENTSPANN DEINE BEINE, ROLL SIE EIN BISSCHEN ENTLANG IHRER EIGENEN ACHSE
PROBIER DEINEN KOPF AN VERSCHIE-DENEN STELLEN ABZULEGEN
DEN KOPF AN VERSCHIEDENEN STELLEN ABZULEGEN, ZU ATMEN, ZU WARTEN, WIEDER ZU WECHSELN, KANN FAST SCHON WUNDER BEWIRKEN
DANN LEG DEINE STIRN AUF DEINE HÄNDE UND KIPPE DEIN BECKEN EIN PAAR MAL VOR UND ZURÜCK
LANGSAM, SACHTE, KLEIN

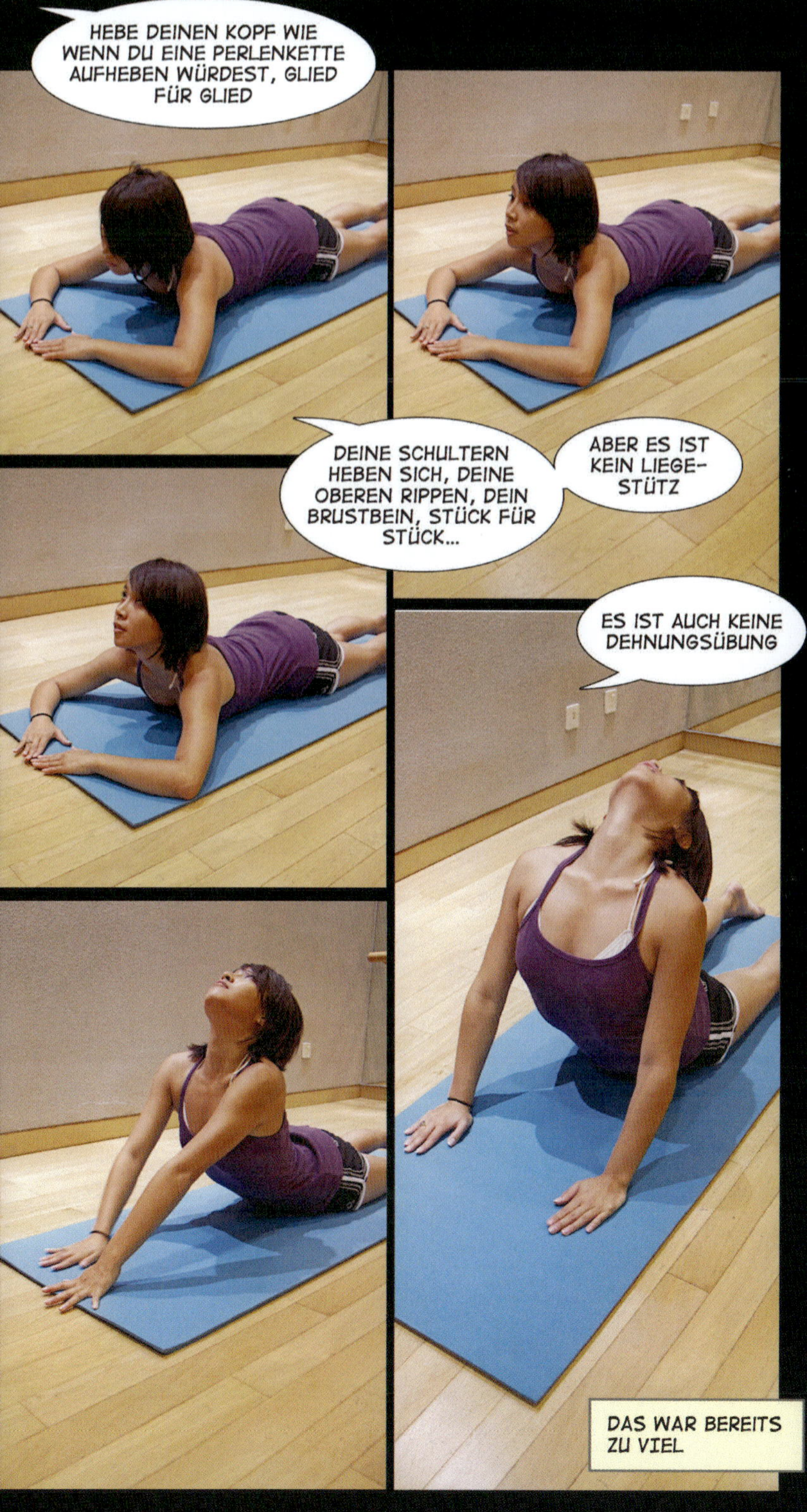
HEBE DEINEN KOPF WIE WENN DU EINE PERLENKETTE AUFHEBEN WÜRDEST, GLIED FÜR GLIED
DEINE SCHULTERN HEBEN SICH, DEINE OBEREN RIPPEN, DEIN BRUSTBEIN, STÜCK FÜR STÜCK...
ABER ES IST KEIN LIEGE-STÜTZ
ES IST AUCH KEINE DEHNUNGSÜBUNG
DAS WAR BEREITS ZU VIEL

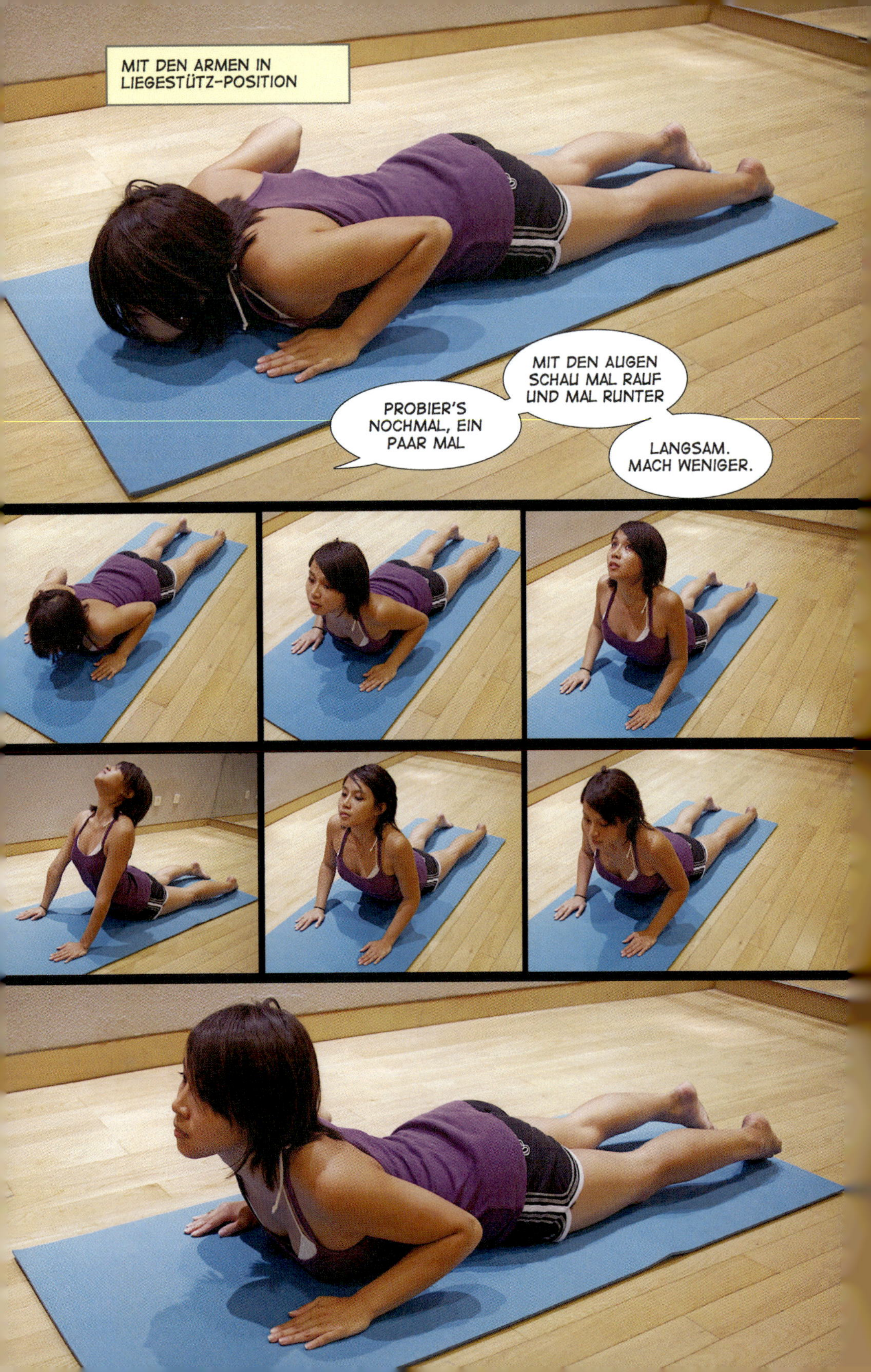
MIT DEN ARMEN IN LIEGESTÜTZ-POSITION
MIT DEN AUGEN SCHAU MAL RAUF UND MAL RUNTER
PROBIER'S NOCHMAL, EIN PAAR MAL
LANGSAM. MACH WENIGER.

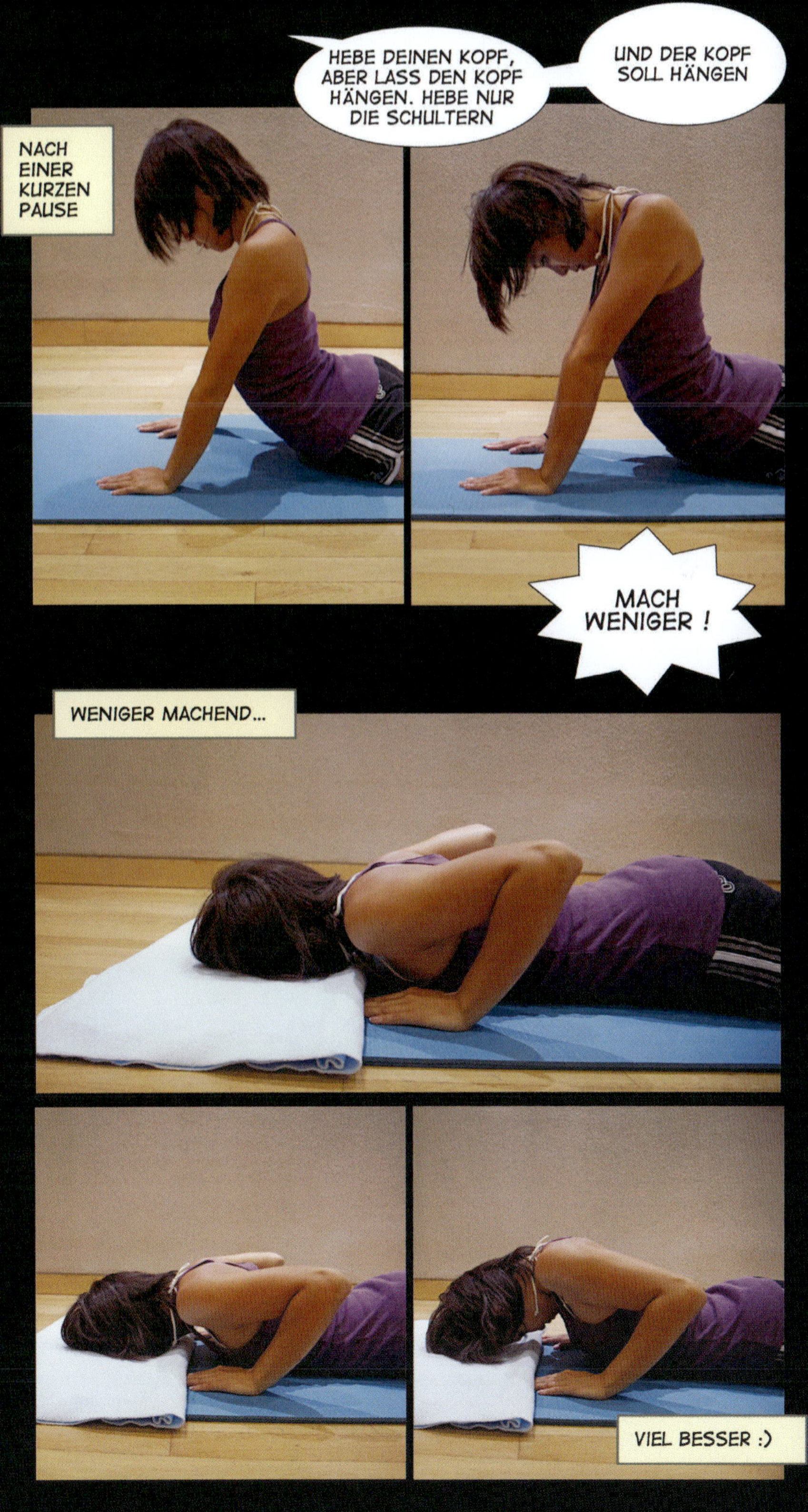
NACH EINER KURZEN PAUSE
HEBE DEINEN KOPF, ABER LASS DEN KOPF HÄNGEN. HEBE NUR DIE SCHULTERN
UND DER KOPF SOLL HÄNGEN
MACH WENIGER !
WENIGER MACHEND...
VIEL BESSER :)

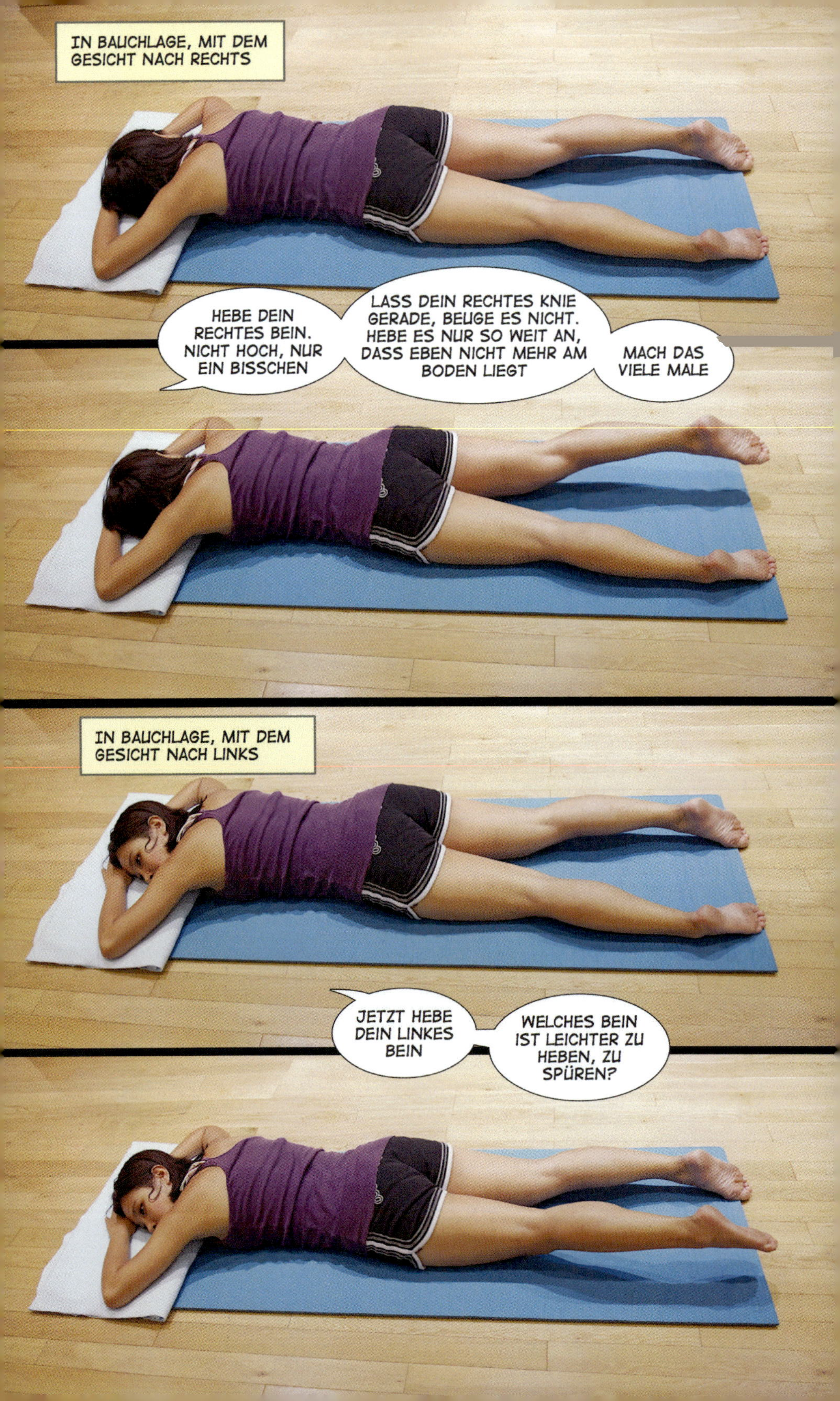
IN BAUCHLAGE, MIT DEM GESICHT NACH RECHTS
HEBE DEIN RECHTES BEIN. NICHT HOCH, NUR EIN BISSCHEN
LASS DEIN RECHTES KNIE GERADE, BEUGE ES NICHT. HEBE ES NUR SO WEIT AN, DASS EBEN NICHT MEHR AM BODEN LIEGT
MACH DAS VIELE MALE
IN BAUCHLAGE, MIT DEM GESICHT NACH LINKS
JETZT HEBE DEIN LINKES BEIN
WELCHES BEIN IST LEICHTER ZU HEBEN, ZU SPÜREN?

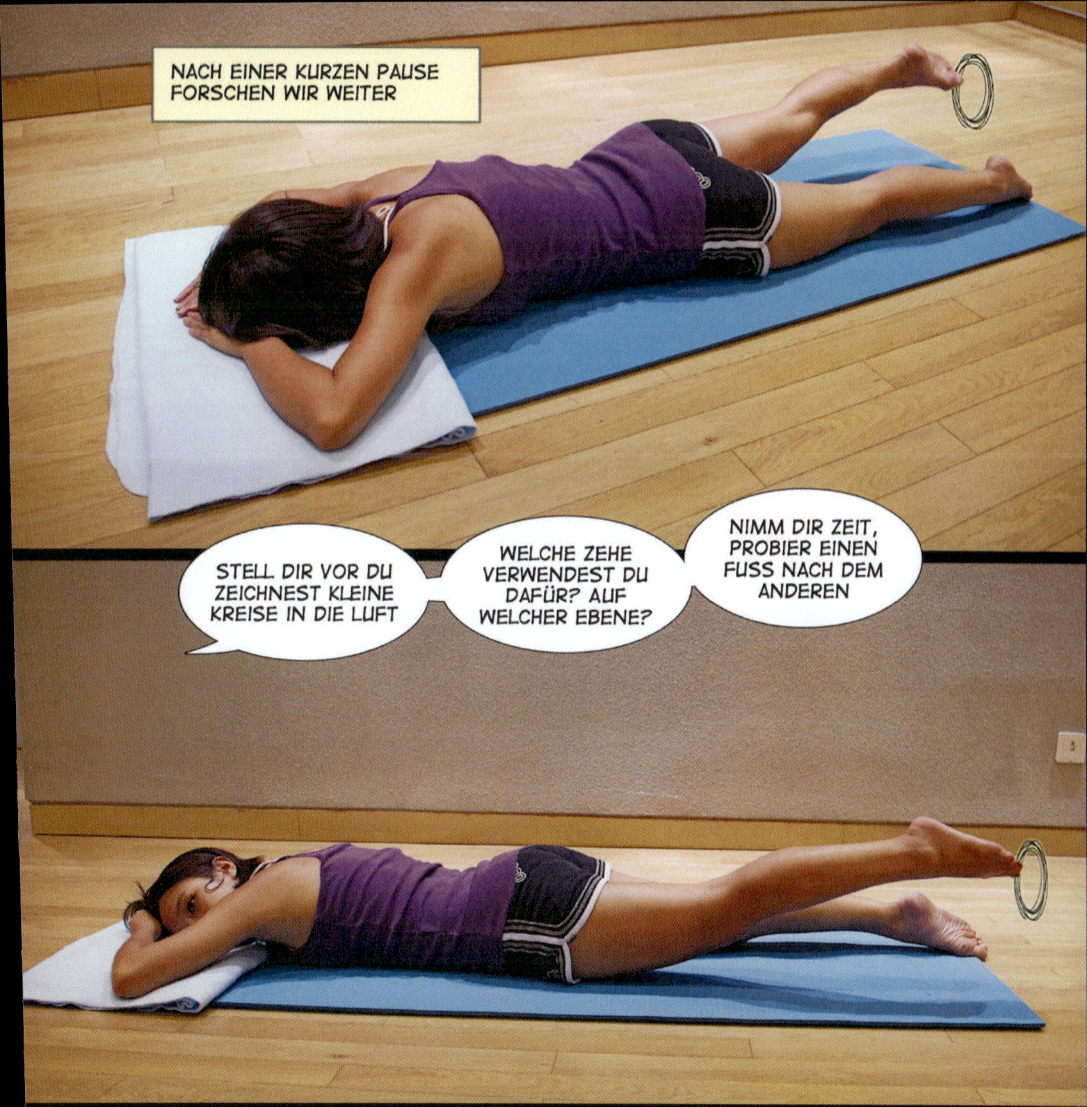
NACH EINER KURZEN PAUSE FORSCHEN WIR WEITER
STELL DIR VOR DU ZEICHNEST KLEINE KREISE IN DIE LUFT
WELCHE ZEHE VERWENDEST DU DAFÜR? AUF WELCHER EBENE?
NIMM DIR ZEIT, PROBIER EINEN FUSS NACH DEM ANDEREN

Die Kreisbewegungen kann man Schritt für Schritt aufbauen: zuerst eine Bewegung rauf, dann runter, dann links und dann rechts, dann Linien rauf-runter, links-rechts und zum Schluss kann man die Endpunkte der Linien zu Kreisen verbinden.

Aber sind es denn Kreise? Oder mehr Ellipsen, Polygone, Eier? Sind die Zehen gestreckt, die Fußgelenke gebeugt? Welcher Zeh zeichnet den Kreis eigentlich? Und wo wird das Gewicht des gehobenen Beins getragen? Vom Schambein, Unterbauch, Bauch, der Brust? Sind es Kreise im oder gegen den Uhrzeigersinn? Solcherlei Fragen machen die Bewegung interessanter, lenken die Aufmerksamkeit. Einfach nur das Bein zu heben und ein paar Kreise zu zeichnen wäre schnell langweilig.

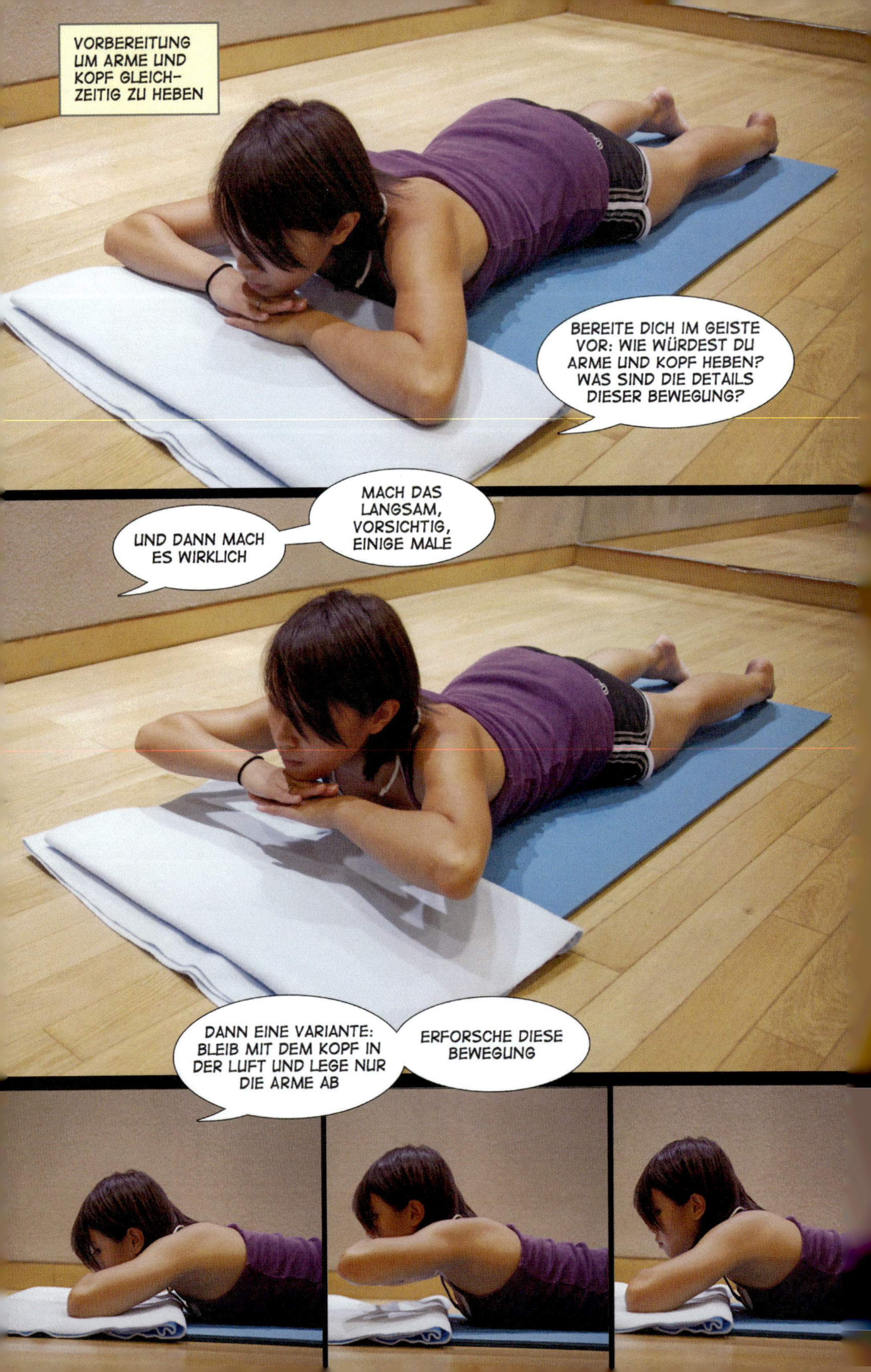
VORBEREITUNG UM ARME UND KOPF GLEICH-ZEITIG ZU HEBEN
BEREITE DICH IM GEISTE VOR: WIE WÜRDEST DU ARME UND KOPF HEBEN? WAS SIND DIE DETAILS DIESER BEWEGUNG?
UND DANN MACH ES WIRKLICH
MACH DAS LANGSAM, VORSICHTIG, EINIGE MALE
DANN EINE VARIANTE: BLEIB MIT DEM KOPF IN DER LUFT UND LEGE NUR DIE ARME AB
ERFORSCHE DIESE BEWEGUNG

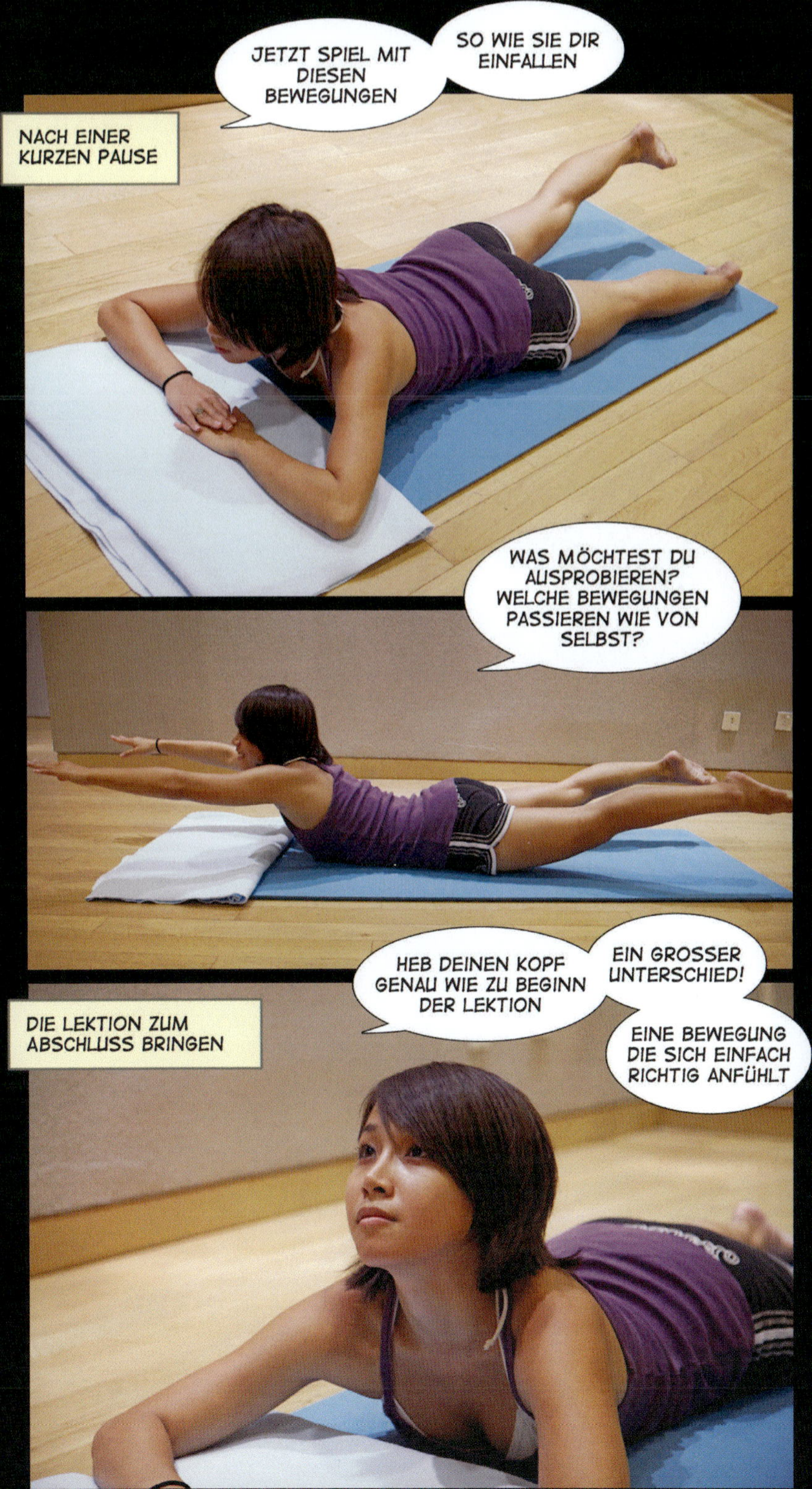
NACH EINER KURZEN PAUSE
JETZT SPIEL MIT DIESEN BEWEGUNGEN
SO WIE SIE DIR EINFALLEN
WAS MÖCHTEST DU AUSPROBIEREN? WELCHE BEWEGUNGEN PASSIEREN WIE VON SELBST?
DIE LEKTION ZUM ABSCHLUSS BRINGEN
HEB DEINEN KOPF GENAU WIE ZU BEGINN DER LEKTION
EIN GROSSER UNTERSCHIED!
EINE BEWEGUNG DIE SICH EINFACH RICHTIG ANFÜHLT

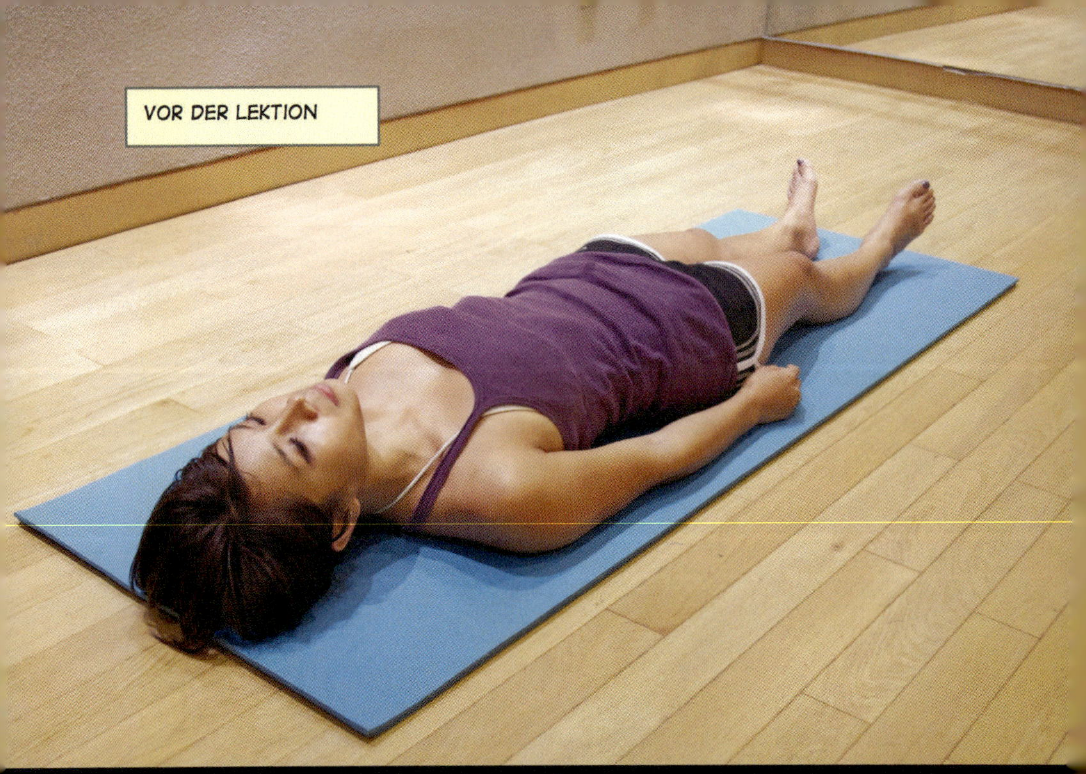
VOR DER LEKTION

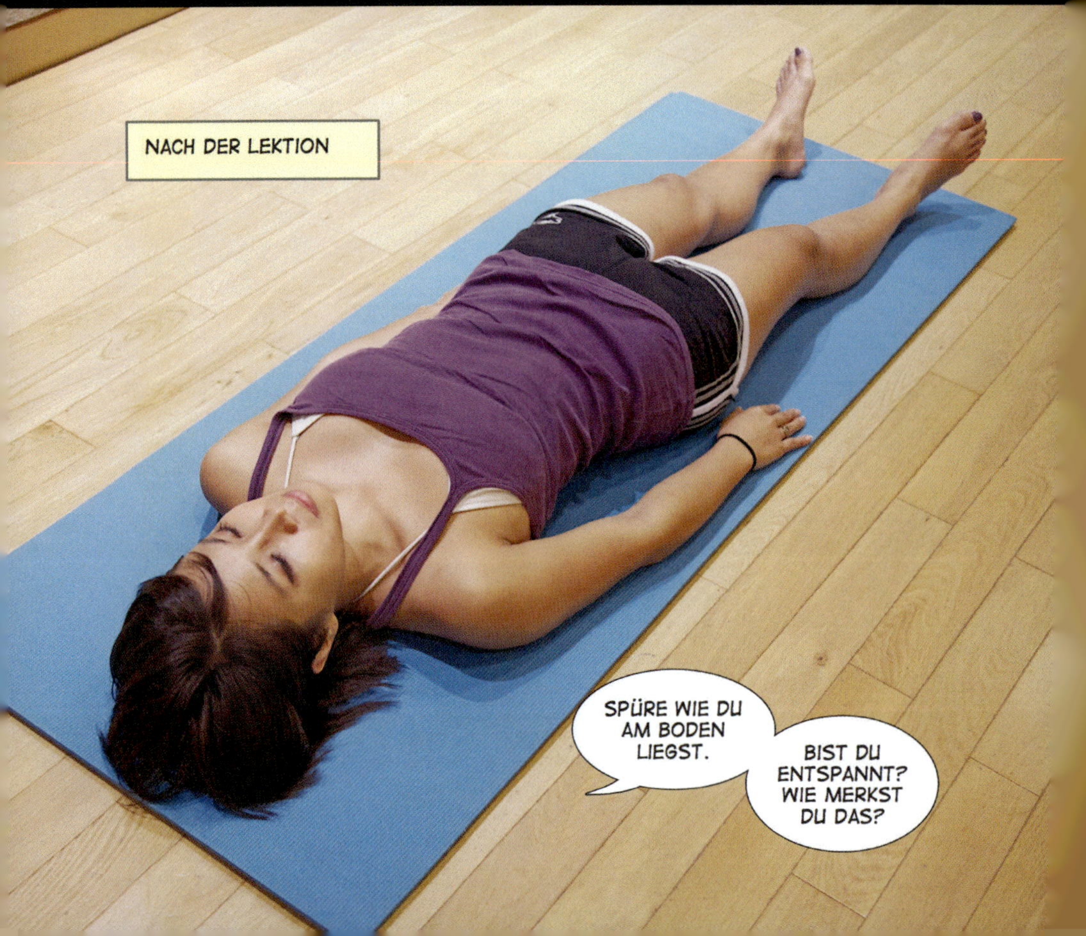
NACH DER LEKTION
SPÜRE WIE DU AM BODEN LIEGST.
BIST DU ENTSPANNT? WIE MERKST DU DAS?

Finde das Interessante

Nicht alles, was man so die ganze Zeit machen muss, ist interessant. Auf diese Weisheit ist bisher noch jeder selbst draufgekommen. Genau genommen lernt man das spätestens sobald man das erste mal gegen seinen Willen ins Bett gehen muss – oder alleine Zähne putzen, das Zimmer aufräumen, Geschirr abwaschen oder Hausaufgaben machen muss und so weiter. Das gleiche gilt übrigens auch für körperliche Bewegungen. Manches davon ist interessant – man tut es bewusst und gerne – aber vieles ist, zumindest scheinbar, zum Sterben langweilig. So langweilig, dass man überhaupt nicht mehr auf seine alltäglichen Bewegungen achtet; so langweilig, dass diese weitgehend völlig unbewusst und von selbst ablaufen und der Alltag ganz und gar von Bewegungsgewohnheiten übernommen wird. Wie hebt man seinen Fuß? Wie dreht man seinen Kopf? Was muss man alles tun, um nach einem Glas zu greifen, um von einem Stuhl aufzustehen? Fragen, mit denen man ganze Bücher füllen könnte, aber über die man normalerweise nie nachdenkt.

In Feldenkrais® Lektionen gibt es normalerweise immer ein Thema, eine zentrale Fragestellung. Zum Beispiel: Wie kommt man vom Stehen zum Sitzen auf den Boden? Mit Hilfe der Feldenkrais® Pädagogik werden die Studenten durch so eine Lektion geleitet, ihre Wahrnehmung geweckt und geschult, es wird auf interessante Punkte aufmerksam gemacht. In Sachen Bewegung gibt es immer etwas Interessantes zu beobachten. Und wenn es einmal scheinbar nichts gibt: es gibt etwas, finde es!

Freude am Alltäglichen

Menschen suchen Gefühle im Außergewöhnlichen. In seinem Buch „Die Langsamkeit" schreibt Milan Kundera: „Der über sein Motorrad gebeugte Mensch kann sich nur auf die gegenwärtige Sekunde seines Fluges konzentrieren; er klammert sich an ein sowohl von der Vergangenheit als auch von der Zukunft abgeschnittenes Fragment der Zeit; er ist der Kontinuität der Zeit entrissen; er steht außerhalb der Zeit; anders gesagt, er befindet sich in einem Augenblick der Ekstase; in diesem Zustand weiß er nichts von seinem Alter, nichts von seiner Frau, nichts von seinen Kindern, nichts von seinen Sorgen, und er hat keine Angst, wenn er losfährt, denn die Quelle der Angst liegt in der Zukunft, und wer von der Zukunft befreit ist, hat nichts zu befürchten."

Was für den Motorradfahrer eben dieser Augenblick am Motorrad ist, ist für den Golfer der Augenblick, in dem er den Golfball perfekt erwischt; ist für den Schifahrer der perfekte Schwung bei besten Wetter- und Pistenverhältnissen; ist für den Feinschmecker der ganz besondere Leckerbissen. Es sind die besonderen Momente, die aber meistens nicht lange dauern und nur mit vorhergehendem Aufwand zu erleben sind.

Allerdings – und das ist vielleicht ebenfalls außergewöhnlich – kann man diese Gefühle auch im Alltäglichen finden. Ohne Sportausrüstung, ohne Sportplatz oder spezielles Umfeld, ohne dafür etwas zahlen oder ein Risiko eingehen zu müssen.

Feldenkrais® Lektionen geben uns Gelegenheit, die Freude an einfachen Bewegungen immer wieder neu zu entdecken, zu kultivieren, und das erquickliche Wechselspiel zwischen sich zu bewegen und sich zu spüren schätzen zu lernen. Man kommt ganz zu sich, bringt die Aufmerksamkeit nach innen, atmet – ganz von selbst – im Einklang mit seinen Bewegungen. Einfache Bewegungen und Bewegungsabläufe genießen zu können, daran Freude empfinden zu können, ist nicht nur heilsam sondern etwas ganz Natürliches.

Für sich selbst studieren

Die Zeiten ändern sich, die Wissenschaften werden genauer und besser. Vor 120 Jahren galt radioaktive Strahlung noch als ungefährlich, die Kopfnuss als gutes pädagogisches Mittel und Computer sowie Computermodelle der menschlichen Wirbelsäule gab es nicht. Zudem hinkt die Gesellschaft den Wissenschaften immer hinterher. Selbst große, wichtige Entdeckungen brauchen oft Jahrzehnte bis sie von der Bevölkerung akzeptiert werden. Die American Medical Association (AMA), die größte Standesvertretung der Ärzte und Medizinstudenten in den Vereinigten Staaten, nennt das „den Tomateneffekt". Diese Geschichte geht so: 1560 wurde die Tomate von Europa nach Nordamerika gebracht. In Europa war die Tomate schon längst ein gängiges Nahrungsmittel. In Nordamerika jedoch waren die Leute davon überzeugt, dass Tomaten tödlich giftig seien. Niemand wollte sie auch nur probieren. Erst 1820, also 260 Jahre später, als ein wackerer Kerl – vor Gericht und ganz offiziell – eine Tomate verspeiste und daran nicht gestorben ist, fanden die Leute schön langsam Vertrauen in dieses Nachtschattengewächs. Solche „Tomateneffekt"-Geschichten gibt es viele, vielleicht noch eine: Mitte des 17ten Jahrhunderts sind Menschen auf sehr langen Schifffahrten oft an Skorbut erkrankt. Dies war sogar die Haupt-Todesursache bei Seeleuten. Damals kannte man Vitamin-C aber noch nicht, und wusste auch noch nicht, dass Skorbut eine Vitamin-C Mangelerkrankung ist. Stattdessen war man völlig davon überzeugt, dass die Krankheit auf Störungen im Gleichgewicht der vier Säfte (Blut, gelbe Galle, schwarze Galle und Schleim) zurückzuführen sei. Dies änderte sich nicht gleich mit der Entdeckung von Vitamin-C. Es hat sogar noch mehr als 100 Jahre gedauert, bis die Menschen diesen Zusammenhang anerkannt und Ärzte das beachtet haben.

In Sachen Bewegung ist das recht ähnlich. Zum Beispiel: bei Rückenschmerzen in der Lendenwirbelsäule empfehlen viele Vorturner und Therapeuten immer noch Dehnungsübungen, speziell auch für die Beweglichkeit der Lendenwirbelsäule. Dabei ist wissenschaftlich gesehen schon vor Jahrzehnten festgestellt worden, dass übermäßige Beuge- Streck- und Drehbewegungen die Bandscheiben schädigen können – vor allem, wenn diese unter Belastung ausgeführt werden. Anstatt eine Stabilisierung durch Bewegungsschulung und Ausdauerkraft anzustreben wird weiterhin fleißig gedehnt und falsch belastet.

Nun kann man die Gesellschaft natürlich nicht von heute auf morgen ändern und Neues muss sich auch erst einmal bewähren, medial gepusht werden, finanziell rentabel sein und so weiter. Bis es also bei der Feldenkrais-Methode so weit ist, dass die Mehrheit der Menschen sie für sich entdeckt, bis Fernseh-Stars sich damit brüsten Feldenkrais® zu machen, bis Ärzte im Bereich Vorsorge und Rehabilitation Feldenkrais® verschreiben, bis die staatlichen Versicherungen etwas beitragen und so weiter werden noch ein paar Jahre vergehen müssen. In diesem Sinn studiert man Feldenkrais® noch weitgehend für sich selbst. Um sich selbst etwas Gutes zu tun, um sich als Mensch weiterzubilden, und vielleicht auch, um für andere einfach mehr „hier" zu sein.

Die bewegliche Wirbelsäule

Die menschliche Wirbelsäule ist ein Alleskönner: sie kann sich beugen, strecken, drehen und sogar ein bisschen länger und kürzer werden. Sie kann stabil und fest sein, um gegen große Belastungen standhalten zu können, sie kann aber auch ganz biegsam und beweglich sein.

Die nachfolgende Lektion ist körperlich recht anspruchsvoll und besteht aus vielen kleinen Abschnitten. Und jeder dieser kleinen Abschnitte könnte noch detaillierter bzw. sogar als eigenständige Lektion unterrichtet werden. Im Endeffekt resultiert diese Lektion in einer sehr starken Beugung, aber auch Streckung der Wirbelsäule. Und um die Dinge noch komplizierter zu machen, findet das Ganze in umgekehrter Beziehung zur Schwerkraft statt: nämlich kopfüber im Schulterstand. Der Kopf liegt dabei – räumlich gesehen – tiefer als das Herz. Im Yoga sagt man dazu „Inversion" und das Yoga Journal lobt in höchsten Tönen: „Kopfstand und Schulterstand sind der König und die Königin der Asanas".

Aber Vorsicht: wenn Sie Rückenschmerzen haben, womöglich schon einmal einen sogenannten Hexenschuss oder sogar einen Bandscheibenvorfall hatten, rate ich von dieser Lektion dringend ab. Die Beine derart hochzuschwingen und den Rücken dabei zu beugen, kann eine große Belastung für die Bandscheiben darstellen. Wenn diese schon geschädigt sind, sollte man sie nicht schwungvoll mit Gewicht belasten.

Ich selbst unterrichte diese Lektion so gut wie nie, da sie sehr anspruchsvoll ist. Aber es ist ein gutes Beispiel dafür, dass es auch schwierigere Feldenkrais® Lektionen gibt, die schon fast wie Gymnastik oder Yoga anmuten können. Wer sie wirklich ausprobieren möchte, dem empfehle ich vorsichtig und abschnittsweise vorzugehen. Und erst wenn sich ein Abschnitt sicher und leicht anfühlt, zum Nächsten überzugehen.

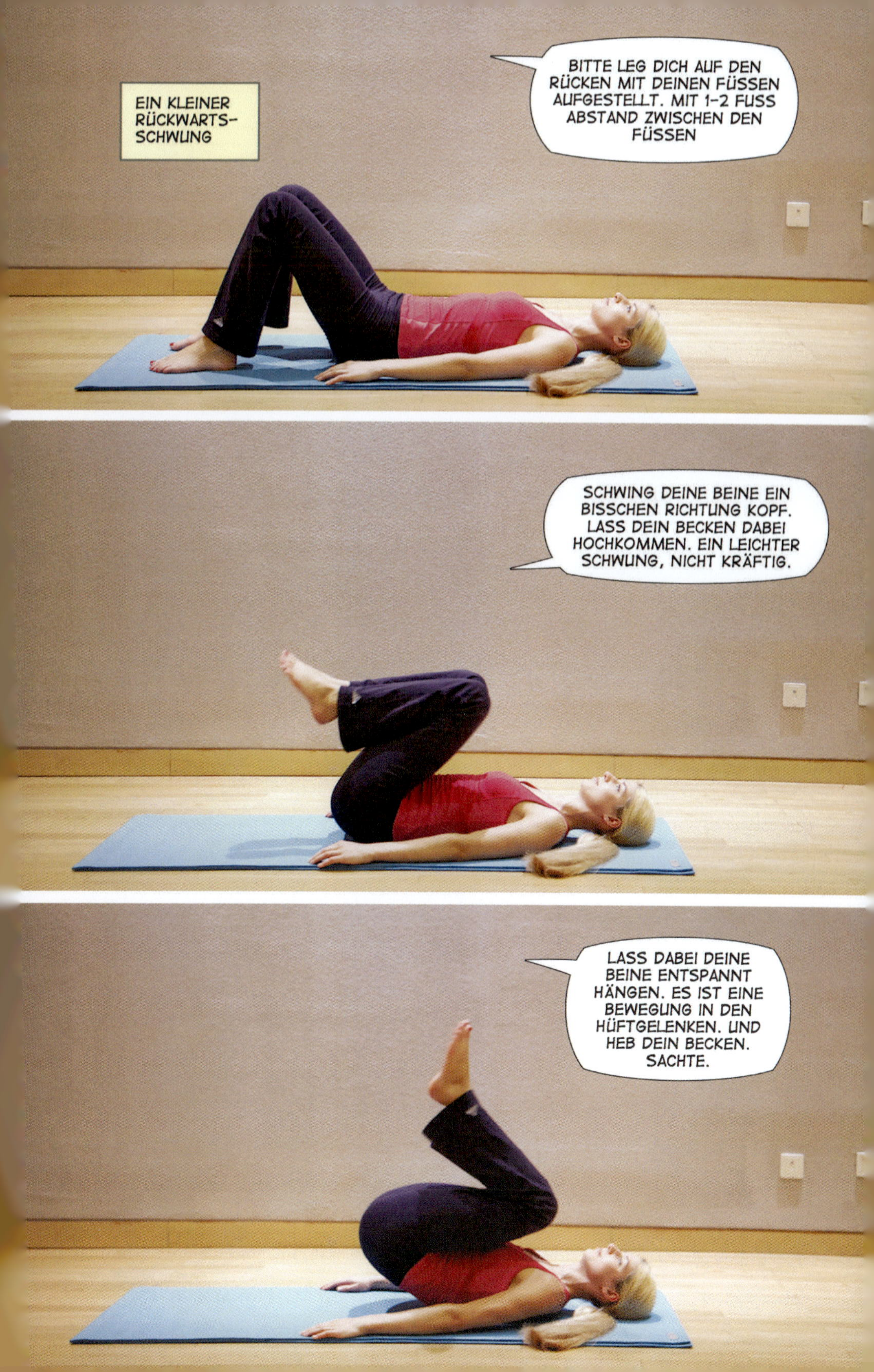
EIN KLEINER RÜCKWARTS-SCHWUNG
BITTE LEG DICH AUF DEN RÜCKEN MIT DEINEN FÜSSEN AUFGESTELLT. MIT 1-2 FUSS ABSTAND ZWISCHEN DEN FÜSSEN
SCHWING DEINE BEINE EIN BISSCHEN RICHTUNG KOPF. LASS DEIN BECKEN DABEI HOCHKOMMEN. EIN LEICHTER SCHWUNG, NICHT KRÄFTIG.
LASS DABEI DEINE BEINE ENTSPANNT HÄNGEN. ES IST EINE BEWEGUNG IN DEN HÜFTGELENKEN. UND HEB DEIN BECKEN. SACHTE.

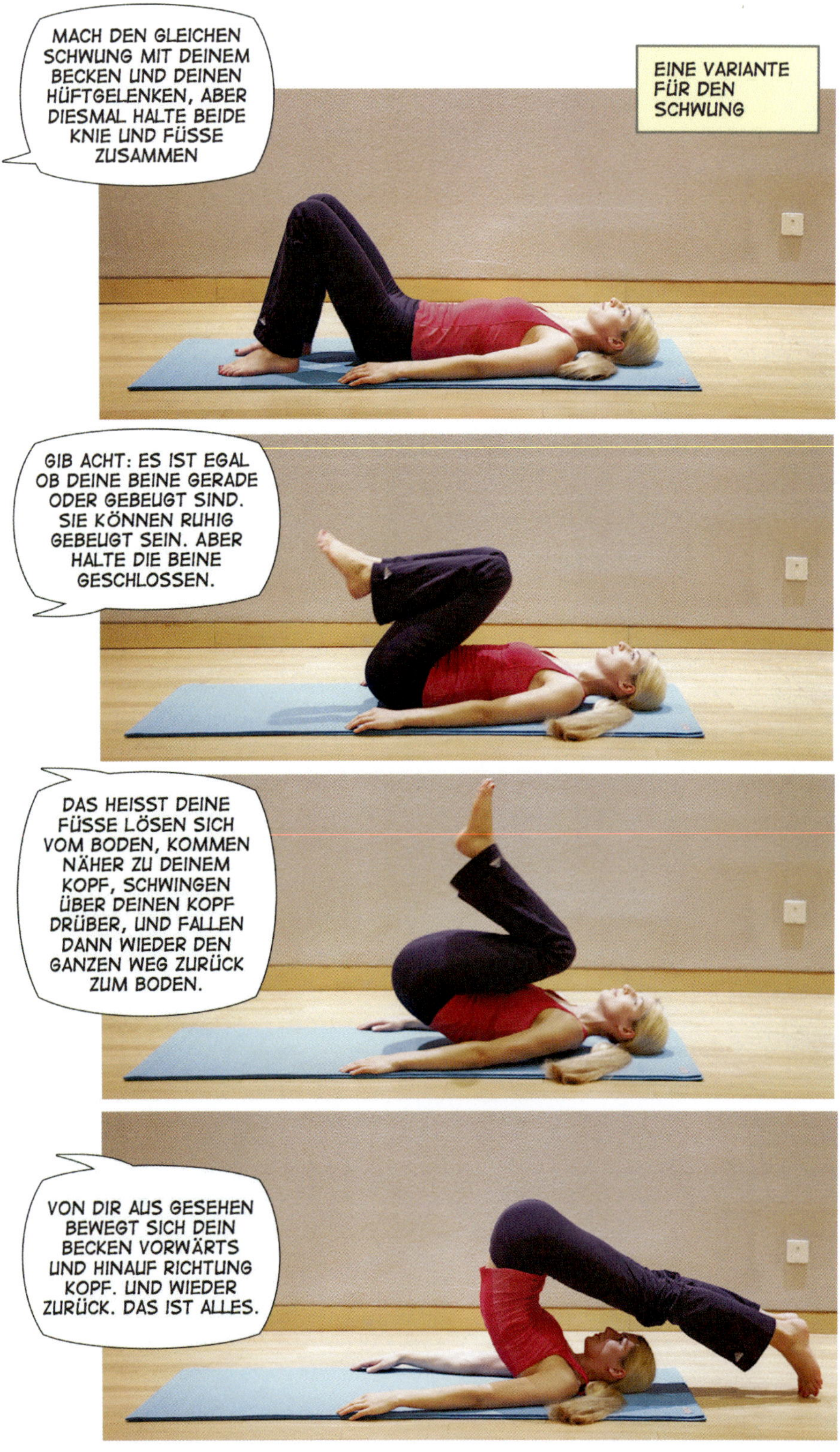
MACH DEN GLEICHEN SCHWUNG MIT DEINEM BECKEN UND DEINEN HÜFTGELENKEN, ABER DIESMAL HALTE BEIDE KNIE UND FÜSSE ZUSAMMEN
EINE VARIANTE FÜR DEN SCHWUNG
GIB ACHT: ES IST EGAL OB DEINE BEINE GERADE ODER GEBEUGT SIND. SIE KÖNNEN RUHIG GEBEUGT SEIN. ABER HALTE DIE BEINE GESCHLOSSEN.
DAS HEISST DEINE FÜSSE LÖSEN SICH VOM BODEN, KOMMEN NÄHER ZU DEINEM KOPF, SCHWINGEN ÜBER DEINEN KOPF DRÜBER, UND FALLEN DANN WIEDER DEN GANZEN WEG ZURÜCK ZUM BODEN.
VON DIR AUS GESEHEN BEWEGT SICH DEIN BECKEN VORWÄRTS UND HINAUF RICHTUNG KOPF. UND WIEDER ZURÜCK. DAS IST ALLES.

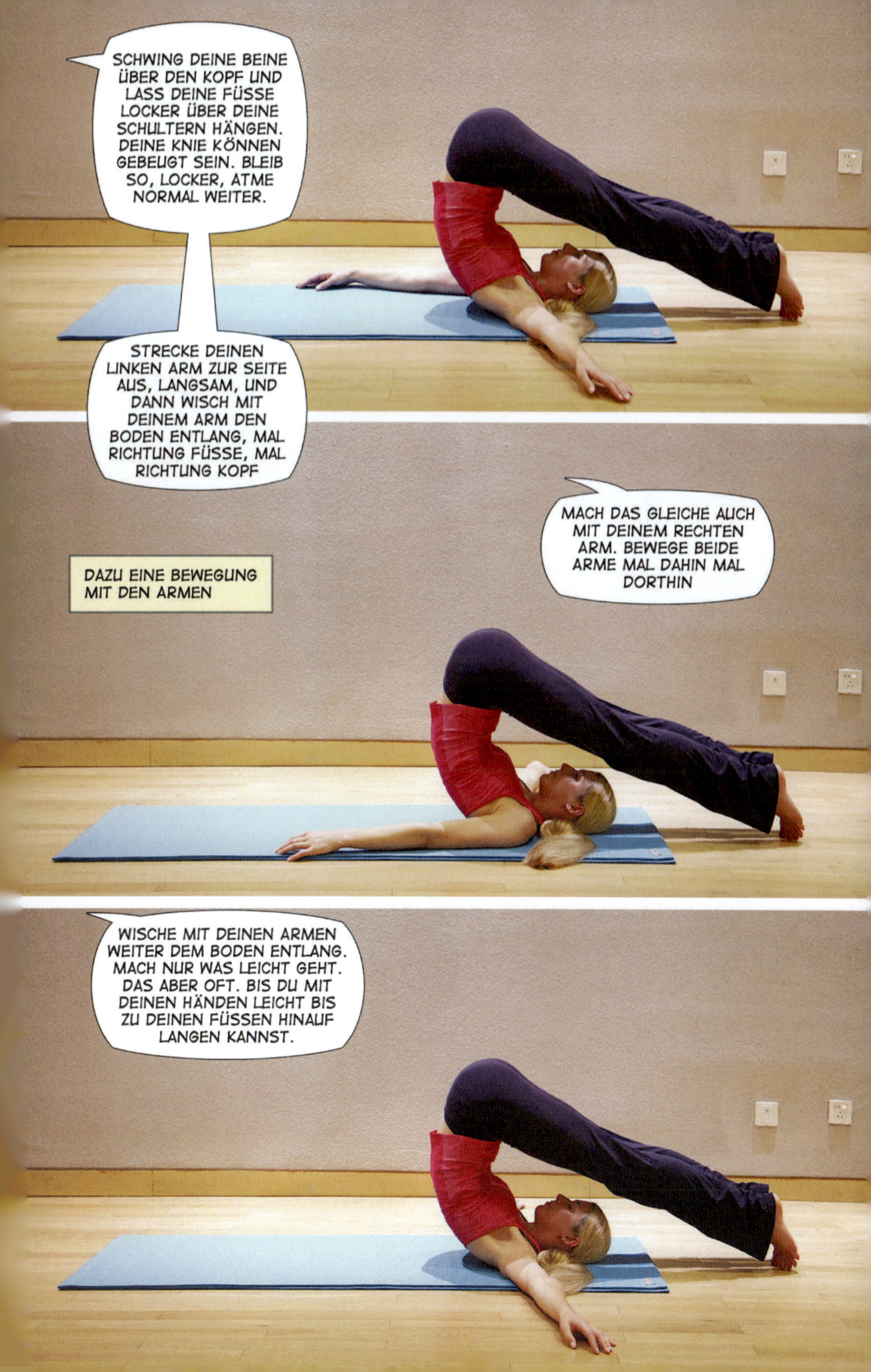
SCHWING DEINE BEINE ÜBER DEN KOPF UND LASS DEINE FÜSSE LOCKER ÜBER DEINE SCHULTERN HÄNGEN. DEINE KNIE KÖNNEN GEBEUGT SEIN. BLEIB SO, LOCKER, ATME NORMAL WEITER.
STRECKE DEINEN LINKEN ARM ZUR SEITE AUS, LANGSAM, UND DANN WISCH MIT DEINEM ARM DEN BODEN ENTLANG, MAL RICHTUNG FÜSSE, MAL RICHTUNG KOPF
DAZU EINE BEWEGUNG MIT DEN ARMEN
MACH DAS GLEICHE AUCH MIT DEINEM RECHTEN ARM. BEWEGE BEIDE ARME MAL DAHIN MAL DORTHIN
WISCHE MIT DEINEN ARMEN WEITER DEM BODEN ENTLANG. MACH NUR WAS LEICHT GEHT. DAS ABER OFT. BIS DU MIT DEINEN HÄNDEN LEICHT BIS ZU DEINEN FÜSSEN HINAUF LANGEN KANNST.

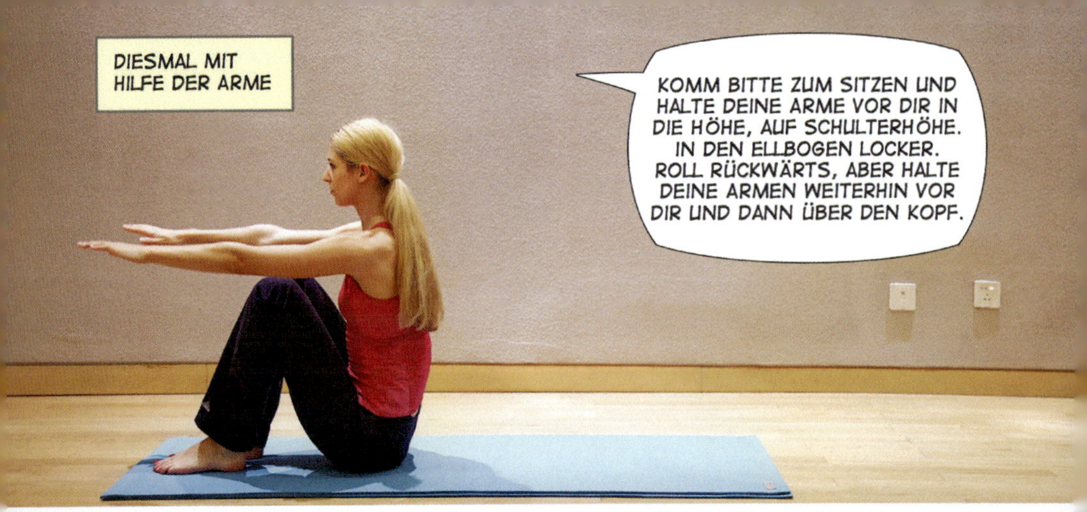
DIESMAL MIT HILFE DER ARME
KOMM BITTE ZUM SITZEN UND HALTE DEINE ARME VOR DIR IN DIE HÖHE, AUF SCHULTERHÖHE. IN DEN ELLBOGEN LOCKER. ROLL RÜCKWÄRTS, ABER HALTE DEINE ARMEN WEITERHIN VOR DIR UND DANN ÜBER DEN KOPF.

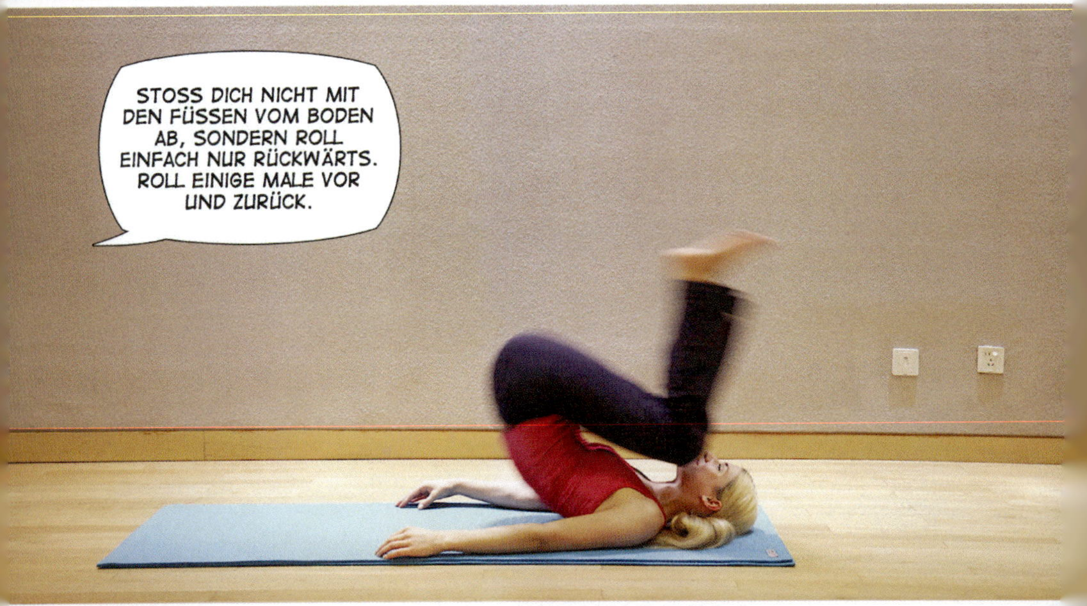
STOSS DICH NICHT MIT DEN FÜSSEN VOM BODEN AB, SONDERN ROLL EINFACH NUR RÜCKWÄRTS. ROLL EINIGE MALE VOR UND ZURÜCK.

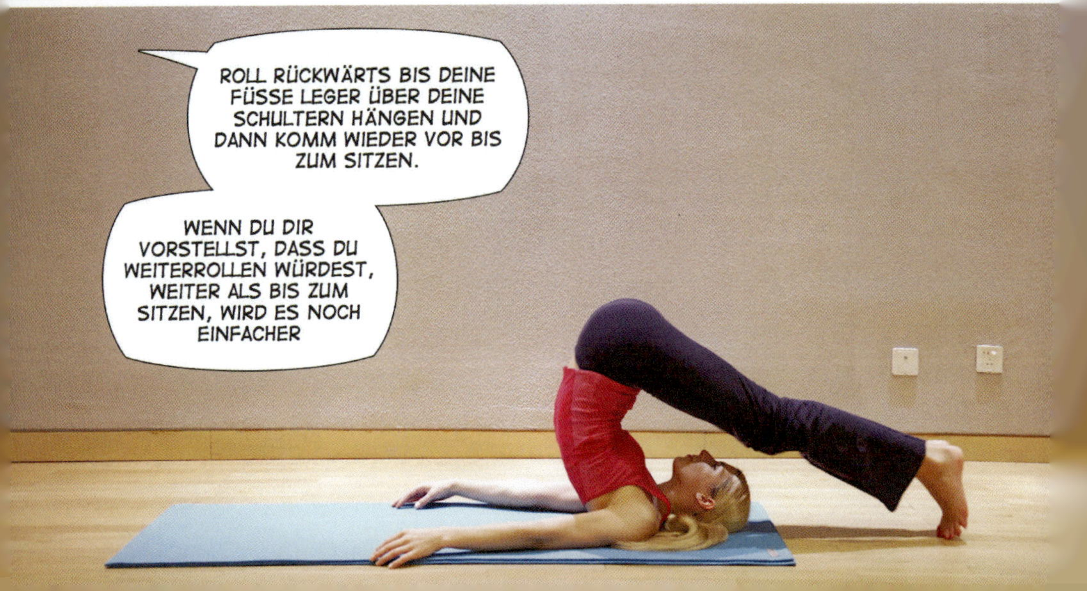
ROLL RÜCKWÄRTS BIS DEINE FÜSSE LEGER ÜBER DEINE SCHULTERN HÄNGEN UND DANN KOMM WIEDER VOR BIS ZUM SITZEN.
WENN DU DIR VORSTELLST, DASS DU WEITERROLLEN WÜRDEST, WEITER ALS BIS ZUM SITZEN, WIRD ES NOCH EINFACHER

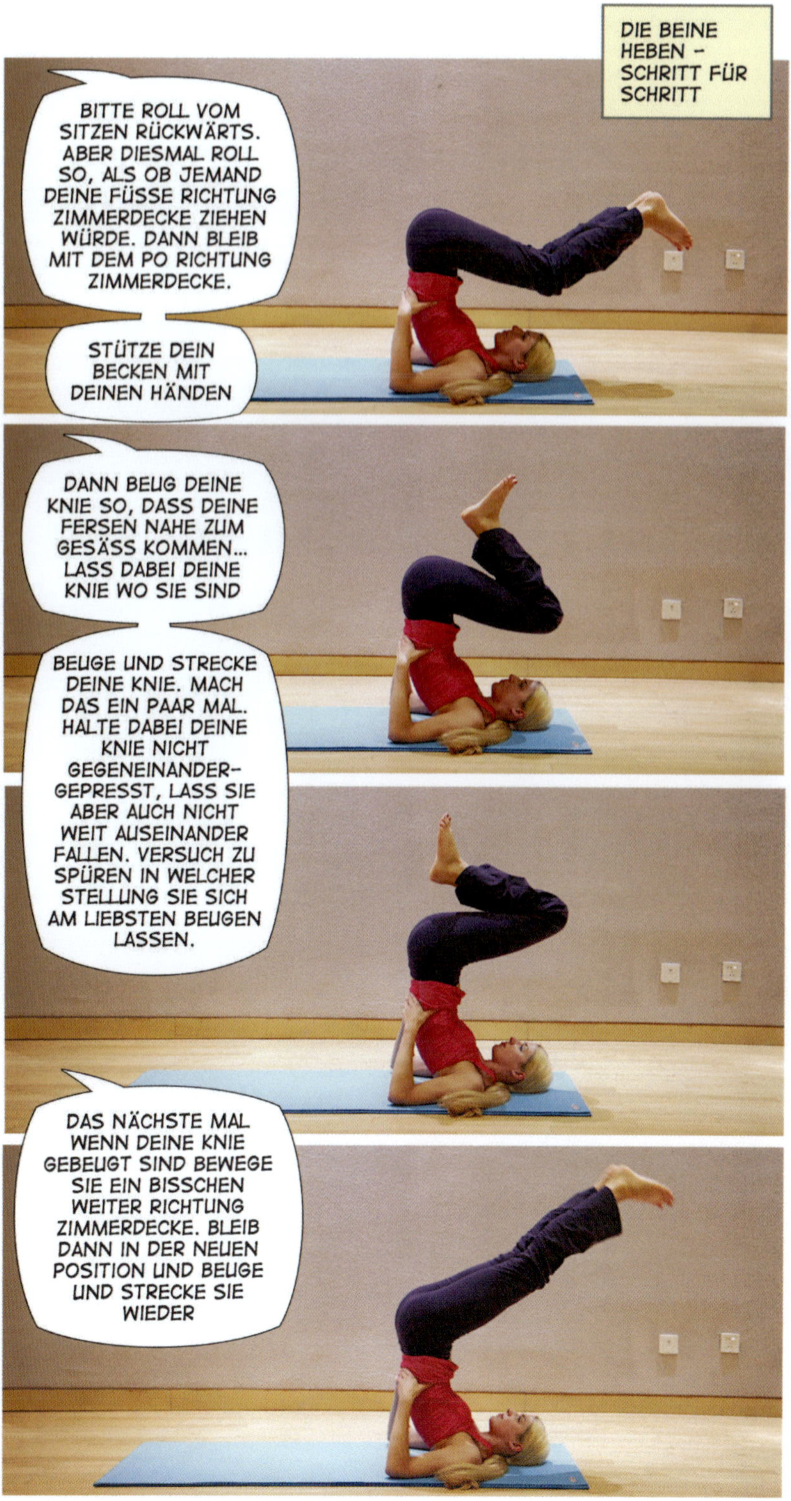
DIE BEINE HEBEN – SCHRITT FÜR SCHRITT
BITTE ROLL VOM SITZEN RÜCKWÄRTS. ABER DIESMAL ROLL SO, ALS OB JEMAND DEINE FÜSSE RICHTUNG ZIMMERDECKE ZIEHEN WÜRDE. DANN BLEIB MIT DEM PO RICHTUNG ZIMMERDECKE.
STÜTZE DEIN BECKEN MIT DEINEN HÄNDEN
DANN BEUG DEINE KNIE SO, DASS DEINE FERSEN NAHE ZUM GESÄSS KOMMEN... LASS DABEI DEINE KNIE WO SIE SIND
BEUGE UND STRECKE DEINE KNIE. MACH DAS EIN PAAR MAL. HALTE DABEI DEINE KNIE NICHT GEGENEINANDER-GEPRESST, LASS SIE ABER AUCH NICHT WEIT AUSEINANDER FALLEN. VERSUCH ZU SPÜREN IN WELCHER STELLUNG SIE SICH AM LIEBSTEN BEUGEN LASSEN.
DAS NÄCHSTE MAL WENN DEINE KNIE GEBEUGT SIND BEWEGE SIE EIN BISSCHEN WEITER RICHTUNG ZIMMERDECKE. BLEIB DANN IN DER NEUEN POSITION UND BEUGE UND STRECKE SIE WIEDER

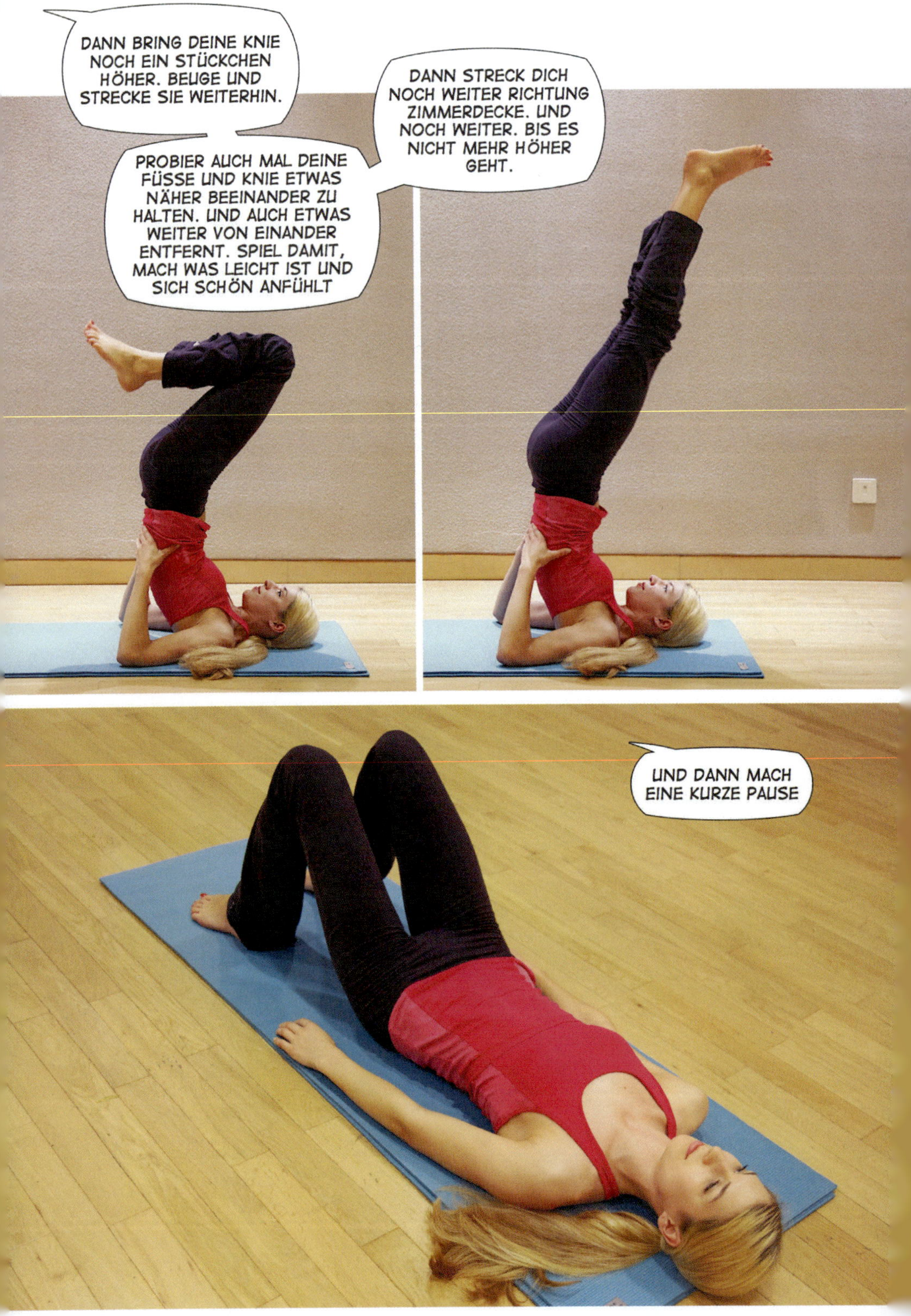
DANN BRING DEINE KNIE NOCH EIN STÜCKCHEN HÖHER. BEUGE UND STRECKE SIE WEITERHIN.
PROBIER AUCH MAL DEINE FÜSSE UND KNIE ETWAS NÄHER BEEINANDER ZU HALTEN. UND AUCH ETWAS WEITER VON EINANDER ENTFERNT. SPIEL DAMIT, MACH WAS LEICHT IST UND SICH SCHÖN ANFÜHLT
DANN STRECK DICH NOCH WEITER RICHTUNG ZIMMERDECKE. UND NOCH WEITER. BIS ES NICHT MEHR HÖHER GEHT.
UND DANN MACH EINE KURZE PAUSE

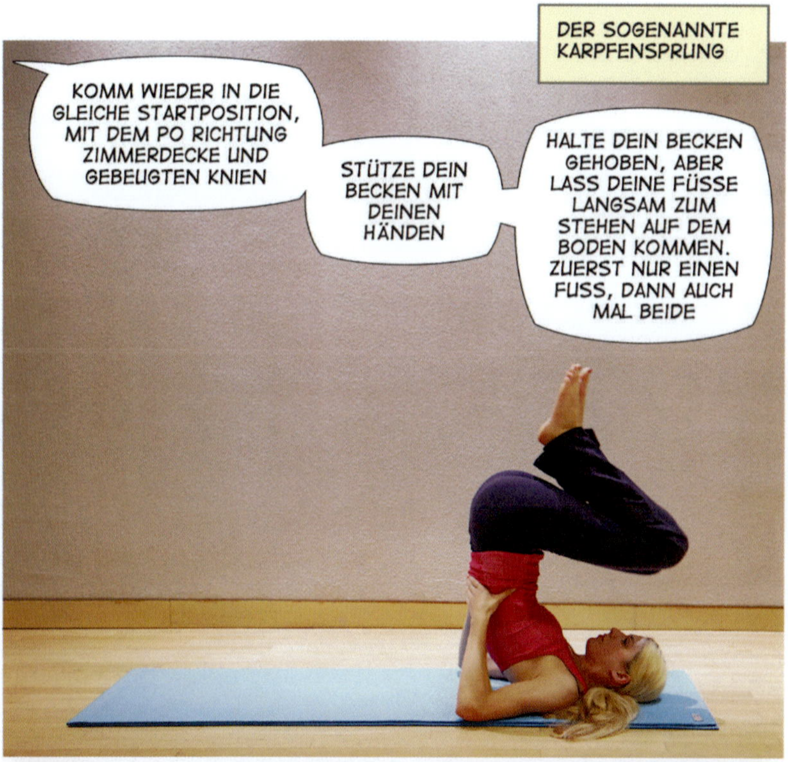
DER SOGENANNTE KARPFENSPRUNG
KOMM WIEDER IN DIE GLEICHE STARTPOSITION, MIT DEM PO RICHTUNG ZIMMERDECKE UND GEBEUGTEN KNIEN
STÜTZE DEIN BECKEN MIT DEINEN HÄNDEN
HALTE DEIN BECKEN GEHOBEN, ABER LASS DEINE FÜSSE LANGSAM ZUM STEHEN AUF DEM BODEN KOMMEN. ZUERST NUR EINEN FUSS, DANN AUCH MAL BEIDE

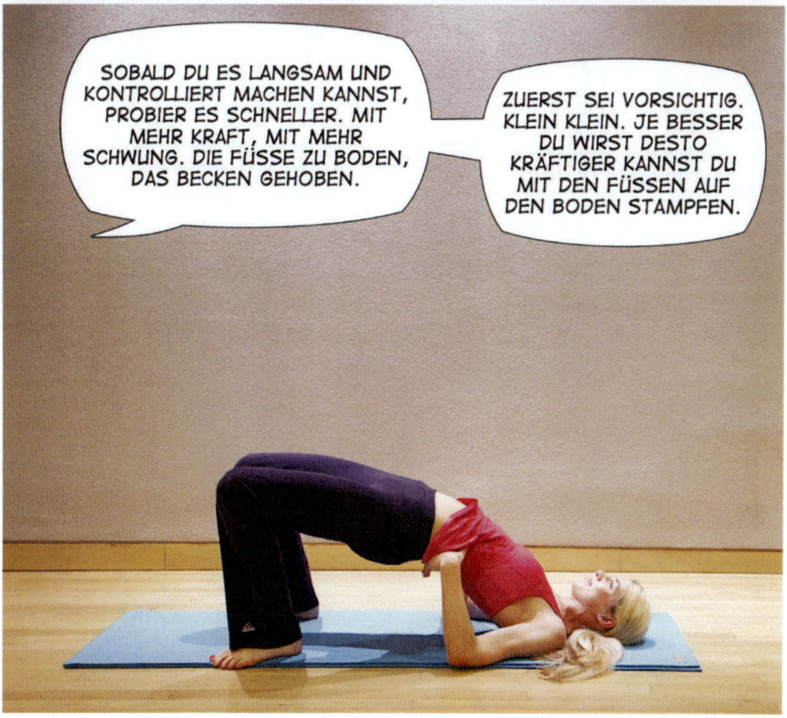
SOBALD DU ES LANGSAM UND KONTROLLIERT MACHEN KANNST, PROBIER ES SCHNELLER. MIT MEHR KRAFT, MIT MEHR SCHWUNG. DIE FÜSSE ZU BODEN, DAS BECKEN GEHOBEN.
ZUERST SEI VORSICHTIG. KLEIN KLEIN. JE BESSER DU WIRST DESTO KRÄFTIGER KANNST DU MIT DEN FÜSSEN AUF DEN BODEN STAMPFEN.

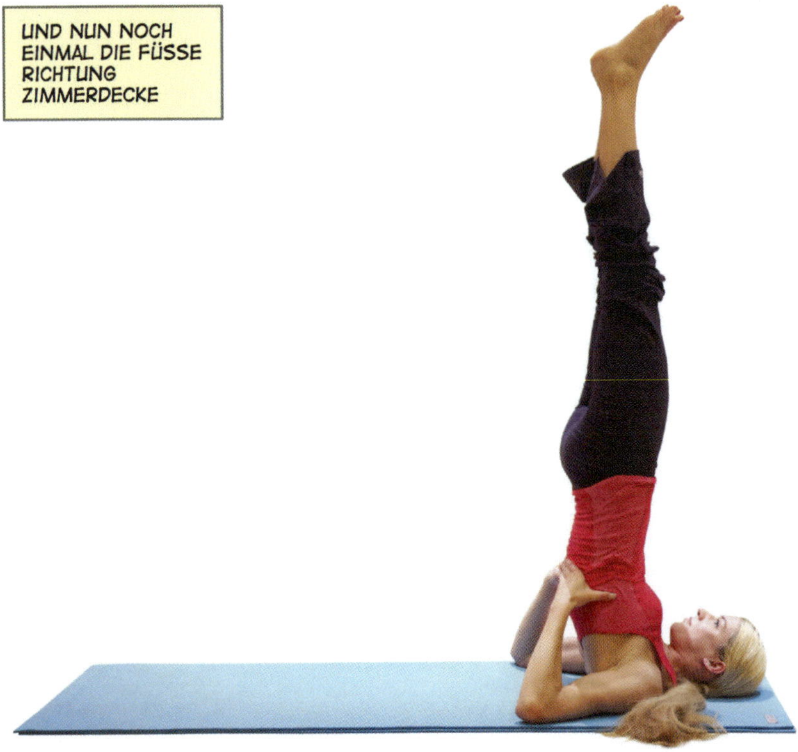

Lernen und Erforschen

Auswendig lernen und lernen ist zwar nicht dasselbe, trotzdem werden die beiden Begriffe oftmals miteinander verwechselt. Schüler und Studenten müssen viel Faktenwissen lernen, aber in Wirklichkeit lernen sie vieles davon „nur" auswendig. Beim Auswendiglernen gibt es ein Original, welches fehlerfrei kopiert bzw. wiedergegeben werden muss. Beim Lernen gibt es einen individuellen Lernprozess und das Endergebnis – so denn es eins gibt – ist vielleicht wie das Original, vielleicht nur unter bestimmten Umständen wie das Original oder vielleicht auch ganz anders als das Original.

Wikipedia schreibt: „Die Fähigkeit zu lernen ist für Mensch und Tier eine Grundvoraussetzung dafür, sich besser den Gegebenheiten des Lebens und der Umwelt anpassen zu können, darin sinnvoll zu agieren und sie gegebenenfalls im eigenen Interesse zu verändern. Aus lernpsychologischer Sicht wird Lernen als ein Prozess der relativ stabilen Veränderung des Verhaltens, Denkens oder Fühlens aufgrund von Erfahrung oder neu gewonnenen Einsichten und des Verständnisses aufgefasst."

In Feldenkrais® Lektionen wird ein Umfeld zur Verfügung gestellt, welches Lernen unterstützt und zu eigenen Erforschungen, Bewegungen, Gedanken, Empfindungen und Schlussfolgerungen (und so weiter) anregt. Diese Art zu lernen wiederzuentdecken bzw. aktiv zu praktizieren, ist schon ein Segen an sich. Wer bei Feldenkrais® Lektionen das Auswendiglernen von Fakten vermisst findet reichlich Literatur zur Feldenkrais-Methode, inklusive Hintergrundwissen über die Lektionen, und zwar in allen Bereichen: Belletristik, Sachbücher, Fachbücher, Wissenschaftlicher Literatur und Studien, Umschriften, Zitatesammlungen und auch Biographien.

Grenzen beachten

Über die persönlichen Grenzen zu gehen, ist für viele Leute eine interessante Sache. Auf Facebook gibt es massenhaft Motivationsbildchen mit biegsamen Yoga-Schönheiten in schwierig einzunehmenden Körperhaltungen und fesche Extremsportler in lebensgefährlichen Situationen, versehen mit Texten wie „Das echte Leben beginnt außerhalb der Komfortzone". Diese Art Bilder sind super beliebt und erzielen oftmals hunderttausendste Likes. „Den inneren Schweinehund überwinden", „Der Schmerz, der gut tut" oder auch „Ohne Fleiß, kein Preis" lautet das Credo. Was wäre die Sportberichterstattung ohne schmerzverzerrte Gesichter nach dem Beispiel Jahn Ulrich, spektakuläre Unfälle aufgrund von Höchstleistungen oder Berichte über dutzende Bänderrisse und andere Verletzungen bei Amateur-Marathons? Die Leser erwarten immer neue Höchstleistungen, sie wollen ihre Lieblinge immer neue Rekorde aufstellen sehen und trauen auch sich selbst oft ein bisschen zu viel zu.

So war das allerdings nicht immer. Ein kurzer Rückblick in die Geschichte: im 19. Jahrhundert erfand das aufstrebende britische Bürgertum den Amateursport – davor waren es nur die Bediensteten der Adeligen, die zum Zweck von Sportwetten „sports" betrieben haben. Ungefähr zeitgleich erfand Turnvater Jahn in Deutschland den Turnsport – unter anderem, um die Jugend auf den Kampf gegen die napoleonische Besetzung und die Rettung Preußens und Deutschlands vorzubereiten. In Schweden erfand Dr. Cooper „Aerobics" und stürzte die westliche Welt in einen Fitnesstrend, bei dem ausschließlich kardiovaskulare Fitness zählte. In Kalifornien wurde in den 20er, 30er Jahren Bodybuilding bekannt gemacht, was das Körper-wunsch-bild der Menschen radikal verändert hat. In den 80er Jahren verkaufte Jane Fonda mehr Videokassetten mit Gymnastikübungen, als jemals jemand zuvor in der Fitnessbranche, und machte den Slogan „No pain, no gain" zum Motto von Millionen Fitness-Begeisterten. Die Lawine wurde damals losgetreten und rollt heute immer noch talwärts. Auf YouTube sieht man Sportler mit sogenannten „Wing-Suits" von Gebirgskanten stürzen und zwischen Hochhäusern durchfliegen. Aber es geht noch höher, weiter und extremer, wie Google Boss Alan Eustace und Felix Baumgartner mit ihren Fallschirmsprüngen aus der Stratosphäre, aus über 40 Kilometer Höhe bewiesen haben. Und Medienstar Casey Neistat – einer der bekanntesten und fleißigsten Filmemacher der Welt – der es geschafft hat, in den letzten 1 ½ Jahren täglich ein Video zu veröffentlichen, versorgt gleich mehrere Generationen an Menschen mit Mottos wie „work hard, be brave", „do more", und „always be closing".

Über die Grenzen zu gehen, alles zu geben, Extreme zu erleben, das Unbekannte auf gefährliche Art herauszufordern, ist im Sport und Beruf sicher eine gewinnbringende Sache; aber was somatisches Lernen und Feldenkrais® betrifft fehl am Platz. Wenn die Sonne scheint kann man die Sterne nicht sehen. Neben einem vorbeifahrenden Zug kann man das Zirpen einer Grille nicht hören. Wer einen Karton mit 50 Büchern stemmt kann nicht spüren ob ein Buch mehr oder weniger im Karton ist – auch wenn man ansonsten sehr wohl spüren könnte, ob man ein Buch in der Hand hält oder nicht. Erst wenn man stiller wird, sich auf sich selbst zurückbesinnt, auf kleine Unterschiede achtet, feine Bewegungen ausführt und deren Nuancen spürt, die Grenzen vergisst, nicht immer beweglicher, dehnbarer, schneller und härter werden will, sein Körper-wunschdenken aufgibt und wagt, die Wirklichkeit im Jetzt zu betrachten, dann erst betritt man die Welt des somatischen Lernens.

Zurück zu sich selbst

Während man an Feldenkrais® Lektionen teilnimmt gibt es immer wieder Momente, in denen man etwas Neues entdecken kann. Zum Beispiel kann es Stellen am Körper geben, die sich nicht bewegen wollen, sich aber bewegen könnten – wie die Rippen des Brustkorbs, die sich früher einmal bewegt haben und dann irgendwann einmal kaum mehr.

Als Baby und Kleinkind ist jeder Mensch hauptsächlich damit beschäftigt, seine Bewegungsmöglichkeiten zu erlernen bzw. zu entdecken. Er lernt den Kopf zu heben, sich zur Seite zu drehen und zurück auf den Rücken zu rollen, zum Sitzen zu kommen, vom Sitzen zum Knien, Kriechen und Krabbeln, und dann auch zum Stehen und so weiter. Bis ein Kind den Hopsalauf („skipping") beherrscht vergehen Jahre. Wenn aber diese grundlegenden Bewegungen funktionieren, werden die Kinder der westlichen Welt mit immer neuen Aufgaben betraut und haben kaum mehr Zeit (oder Erlaubnis?), sich mit ihren Bewegungen, und dieser Art von Lernen und Entdecken weiter zu beschäftigen. Natürlich sind bei vielen Kindern die Bewegungen nicht perfekt, sogar oft weit vom Ideal entfernt, aber in dem Alter reicht es fürs Erste.

Leider haben Jugendliche sowie Erwachsene, dann aber immer noch keine Zeit (oder Möglichkeit?) sich mit dieser Art zu Lernen zu beschäftigen und die oft schon ohnehin nur notdürftig erlernten Bewegungen fangen an sich zu verschlechtern. Zudem werden die Körper älter und verzeihen schlechte Bewegungsmuster nicht mehr so großzügig. Der Schulterblick wird schlechter, das Gehen, das Sitzen, und manchmal sogar das Liegen. Bei vielen Menschen braucht es mit zunehmenden Alter auch zunehmend mehr schmerzstillende Medikamente oder sogar neue Gelenke und einen neuen, eingeschränkten Lebensstil.

Sich mit Hilfe von somatischem Lernen und Feldenkrais® endlich wieder mit sich selbst, seinen Bewegungsmöglichkeiten, seiner Bewegungslernfähigkeit zu beschäftigen, sich Zeit zu geben, auf diese Weise zu denken, fühlen, spüren und sich zu bewegen, wird dann oftmals wie ein Wunder wahrgenommen, wie etwas Wunderbares, tief Berührendes und auch emotional Beruhigendes, Erbauliches, Heilsames. Das gilt für Jugendliche, Erwachsene und Senioren gleichermaßen.

In einer Spirale zum Sitzen kommen – „4-Punkte"

Jeder, der sich mit Feldenkrais® beschäftigt, wird früher oder später auf eine der „4-Punkte" Lektionen stoßen. Von dieser Art Lektion gibt es dutzende Varianten. Vom Sitzen zum Stehen zu kommen, in einer spiralförmigen Bewegung, und dann wieder zurück zum Sitzen, ist eine der Themen, in denen es in diesen Lektionen geht.

Kim Wise, zertifizierte Feldenkrais® Lehrerin, Movement-Intelligence-Trainerin, zugelassene Physiotherapeutin, im Herzen Wissenschafterin und sesshaft im Norden des australischen Bundesstaates New South Wales, schreibt: „Die einzelnen Wirbel in der menschlichen Wirbelsäule sind nicht gerade, sondern gebogen. Zusammengesetzt sind sie ebenfalls bogenförmig. Wenn man sich im Bezug zur Schwerkraft intelligent bewegt, die Bögen in den Wirbeln beachtet und diese wie in der Mathematik addiert, dann bewegt man sich vom Sitzen zum Stehen in einer spiralförmigen Bewegung. Diese war und ist der Anfang alles Lebendigen. Die natürliche, menschliche Geburt beginnt mit eben dieser Drehung. Aber auch in der Form der Muscheln, Farne, verschiedenster Blumen und in einer Vielzahl anderer Pflanzen ist die organische Natur der Spirale zu finden. Zu lernen, wie man von einem Stuhl oder vom Boden sitzend in einer spiralförmigen Bewegung zum Stehen kommt, ist viel einfacher, flüssiger, organischer und natürlicher für den Menschen, als mittels gedachter, gerader Linien. Schon dieser Gedanke allein könnte die Körper der westlichen Welt befreien. Die Spirale ist natürlich auch in unserer DNA zu finden, und somit in unserer Evolution."

Wenn Menschen älter werden, werden üblicherweise auch ihre spiralförmigen Bewegungen schlechter... bis sie eines Tages ganz verschwinden... und sie so einiges an Lebensqualität verlieren. Diese Art der Einschränkung ist aber völlig unnötig – und in dieser Lektion steckt eine Lösung. Man kann die Lektion an einem Stück durchspielen oder nur mal hier mal da einen Teil davon üben, ausprobieren, erforschen. Also, komm bitte auf deinen Platz, wir fangen an im Stehen.

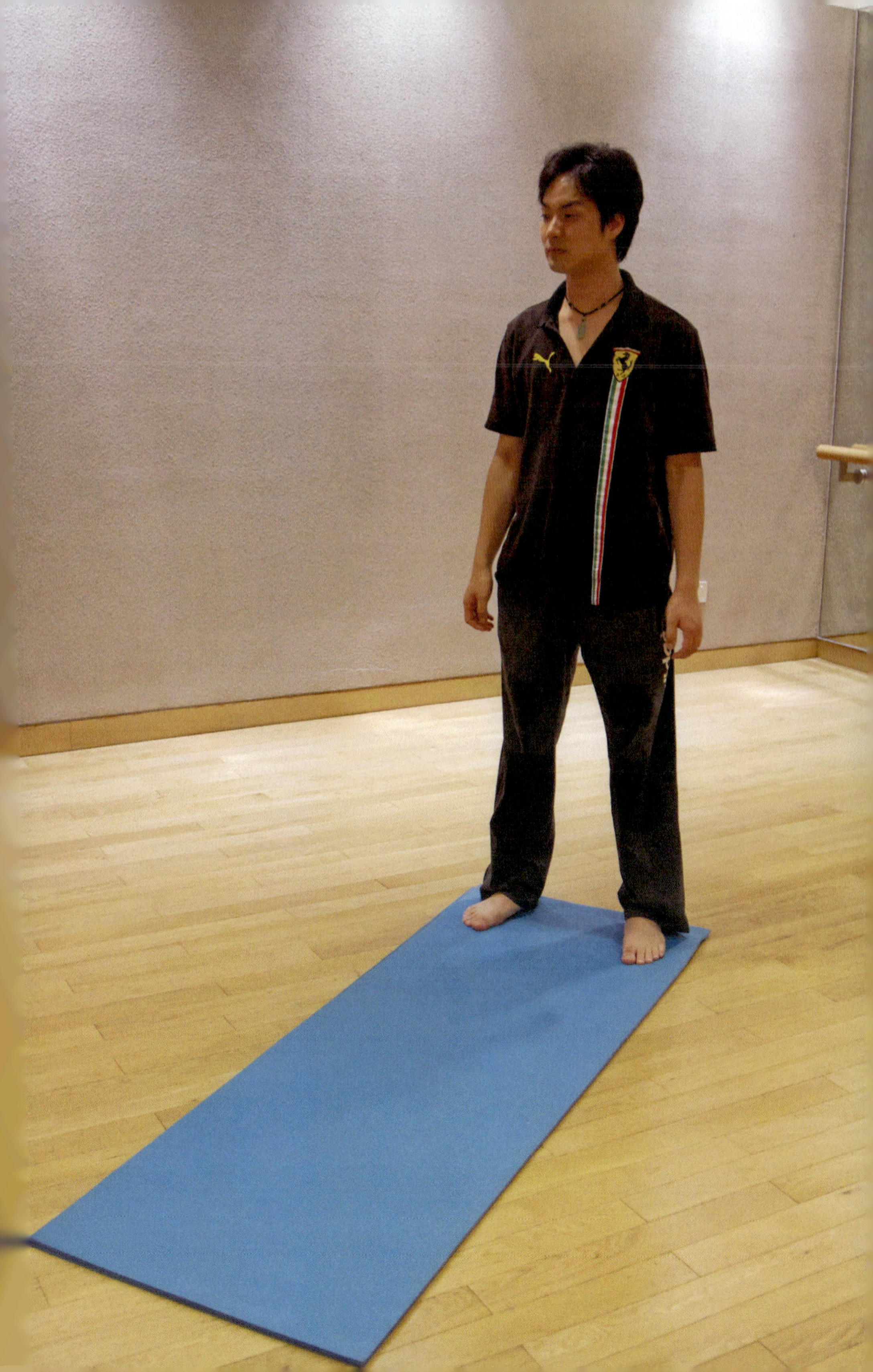

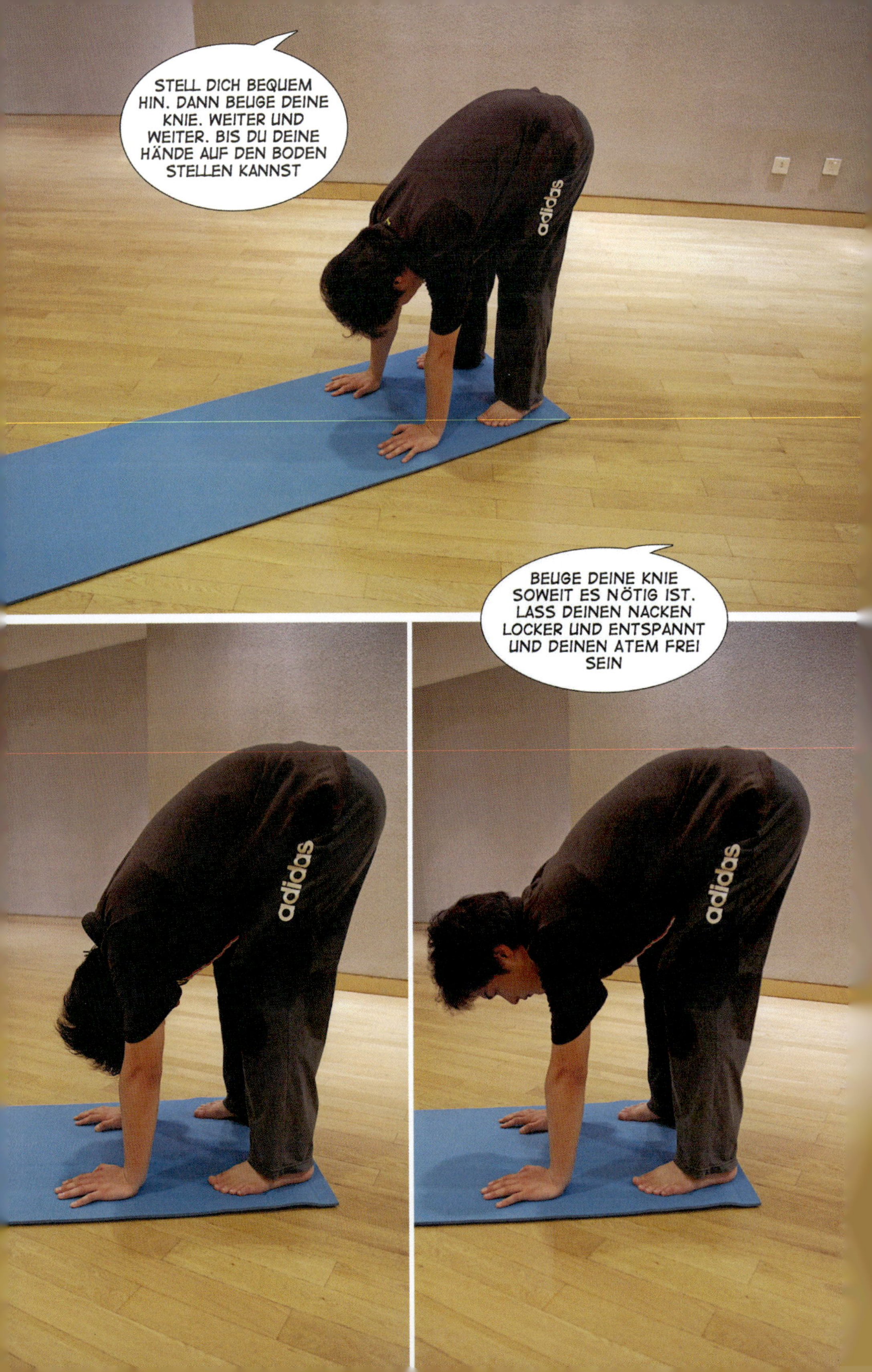
STELL DICH BEQUEM HIN. DANN BEUGE DEINE KNIE. WEITER UND WEITER. BIS DU DEINE HÄNDE AUF DEN BODEN STELLEN KANNST
BEUGE DEINE KNIE SOWEIT ES NÖTIG IST. LASS DEINEN NACKEN LOCKER UND ENTSPANNT UND DEINEN ATEM FREI SEIN

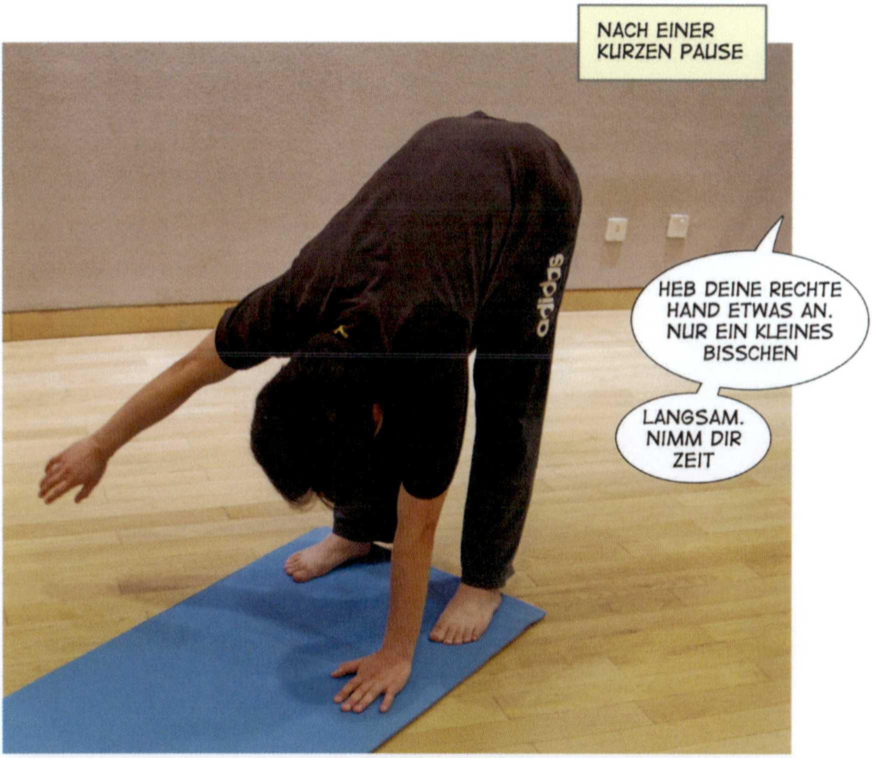
NACH EINER KURZEN PAUSE
HEB DEINE RECHTE HAND ETWAS AN. NUR EIN KLEINES BISSCHEN
LANGSAM. NIMM DIR ZEIT

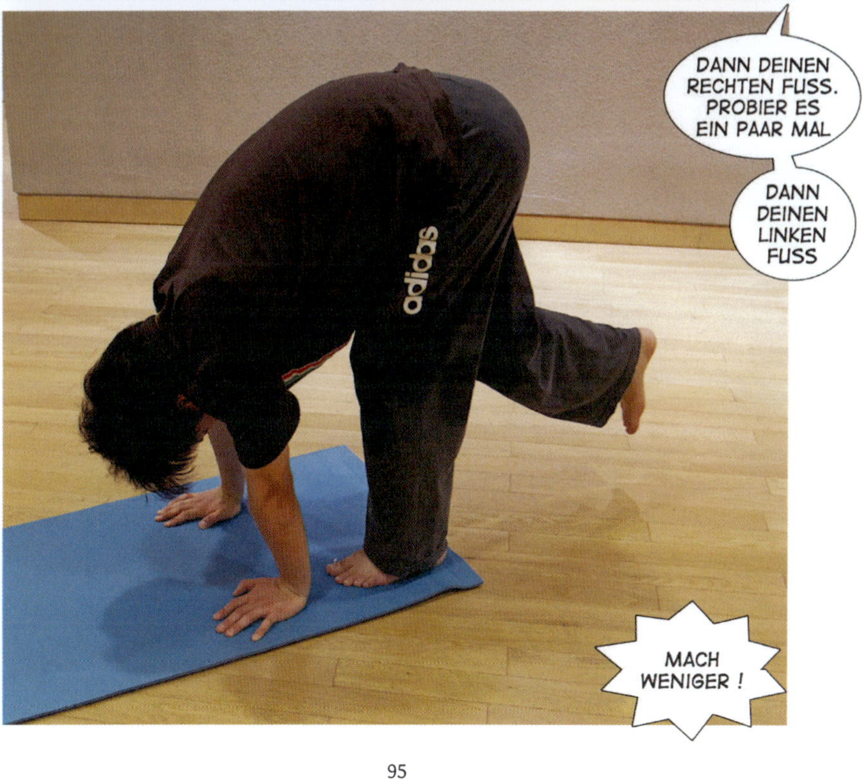
DANN DEINEN RECHTEN FUSS. PROBIER ES EIN PAAR MAL
DANN DEINEN LINKEN FUSS
MACH WENIGER !

Während man von einem Feldenkrais® Lehrer durch eine Feldenkrais® Lektion geleitet wird, kann man sich ganz und gar aufs Gegenwärtige konzentrieren, auf die einzelnen Bewegungen, darauf „Wie" man die Bewegungen macht, den Aufbau des Bewegungsablaufs, die Reihenfolge der Bewegungen. Das „Was" kann man dabei geflissentlich ignorieren.

Und selbst wenn man sich den Ablauf merken wollte, es wäre gar nicht so leicht. Viele Feldenkrais® Lektionen bestehen aus 10, 20, manchmal sogar über 30 einzelner Bewegungen bzw. Abschnitte. Für die klassische „4-Punkte" Lektion würde die Struktur wie nachfolgend aussehen (für alle, die sich für Quellenangaben interessieren: diese Lektion ist inspiriert von „Alexander Yanai #432: Vier Punkte, eine Einführung").

1. Stehend: stelle deine Füße ein Stück weit auseinander, beuge deine Knie, und dann stelle auch deine Hände auf den Boden. Tu das mit Hilfe deiner Hüftgelenke, versuche den unteren Rücken nicht oder nur kaum zu beugen. Verteile dein Gewicht gleichmäßig über Hände und Füße. Dann komm wieder hoch zum Stehen.
2. Auf allen Vieren: (a) Hebe nur deine rechte Hand und stelle sie wieder ab. Mach jede Bewegung einige Male. (b) Nun hebe deine linke Hand. Immer nur 1-2 Zentimeter. (c) Hebe beide Hände. (d) Hebe deinen rechten Fuß. (e) Bitte mach eine Pause in Rückenlage.
3. Auf allen Vieren: (a) Hebe deinen linken Fuß. Anstelle dich anzustrengen, verlagere dein Gewicht, dein Becken und deinen Kopf. (b) Wechsle zwischen linkem und rechten Fuß. (c) Hebe mal beide Füße gleichzeitig, dann mal beide Hände. Hüpfe hin und her. Achte auf die vier Punkte, auf denen du stehst – wie sind sie voneinander entfernt? (e) Bitte mach eine Pause in Rückenlage.
4. Auf allen Vieren: (a) Hebe deinen rechten Fuß und deine rechte Hand gleichzeitig an. (b) Hebe deine linke Hand und deinen linken Fuß. (c) Wechsle zwischen rechter Hand plus rechtem Fuß, und linker Hand plus linkem Fuß. (d) Bitte mach eine Pause in Rückenlage.
5. Auf allen Vieren: (a) Diesmal hebe deinen rechten Fuß und deine linke Hand (b) Hebe deinen linken Fuß und deine rechte Hand. (c) Wechsle zwischen den beiden Diagonalen: linke Hand und rechten Fuß heben, und dann rechte Hand und linken Fuß heben (d) Bitte mach eine Pause in Rückenlage.

6. Auf allen Vieren: (a) Wiederhole noch einmal alle Kombinationen, die du bisher gemacht hast. (b) Bitte mach eine Pause in Rückenlage.
7. Auf allen Vieren: (a) Hebe deinen rechten Fuß ein bisschen. Beuge dein rechtes Knie und drehe dein Becken so, dass du dein rechtes Knie zwischen deiner linken Hand und deinem linken Fuß durchschieben kannst, und du so zum Sitzen kommst. Wiederhole das so oft, bis es sich leicht und einfach anfühlt. (b) Mal hebe dabei deine linke Hand, mal lass sie stehen. (c) Mach eine Pause in Rückenlage.
8. Auf allen Vieren: (a) Mach das gleiche mit deinem linken Knie zur anderen Seite. (b) Bitte mach eine Pause in Rückenlage.
9. Auf allen Vieren: (a) Setz dich mal zur rechten, mal zur linken Seite. (b) Sobald diese Bewegung geschmeidig und leicht geworden ist, versuche die Geschwindigkeit zu steigern. (c) Bitte mach eine Pause in Rückenlage.
10. Auf allen Vieren: (a) Und wieder bring dein rechtes Knie zwischen linke Hand und linkes Knie und komm zum Sitzen. Diesmal nimm deine linke Hand vom Boden, rüber nach links, und drehe dich weiter, bis du im Schneidersitz sitzt. Probiere das einige Male. (b) Das gleiche, zur anderen Seite. (c) Mach eine Pause in Rückenlage.
11. Auf allen Vieren: (a) Wechsle wieder zwischen dem Sitzen zur einen Seite, dann zur anderen Seite. (b) Mach es schneller und schneller, wechsle mit einem kleinen Sprung. (c) Komm zum Stehen. Achte beim Hochkommen darauf, deine Augen auf den Horizont zu richten, und den Rücken neutral zu halten. So, wie sich olympische Gewichtsheber aufrichten. Lass deinen Kopf nicht hängen.

Steh für einen Augenblick. Dann beug noch einmal deine Knie und bring deine Hände zum Boden. Komm nochmals – mit der gleichen Technik wie vorhin – zum Sitzen im Schneidersitz. Dann steh wieder auf. Du wirst bemerken: es ist leicht.

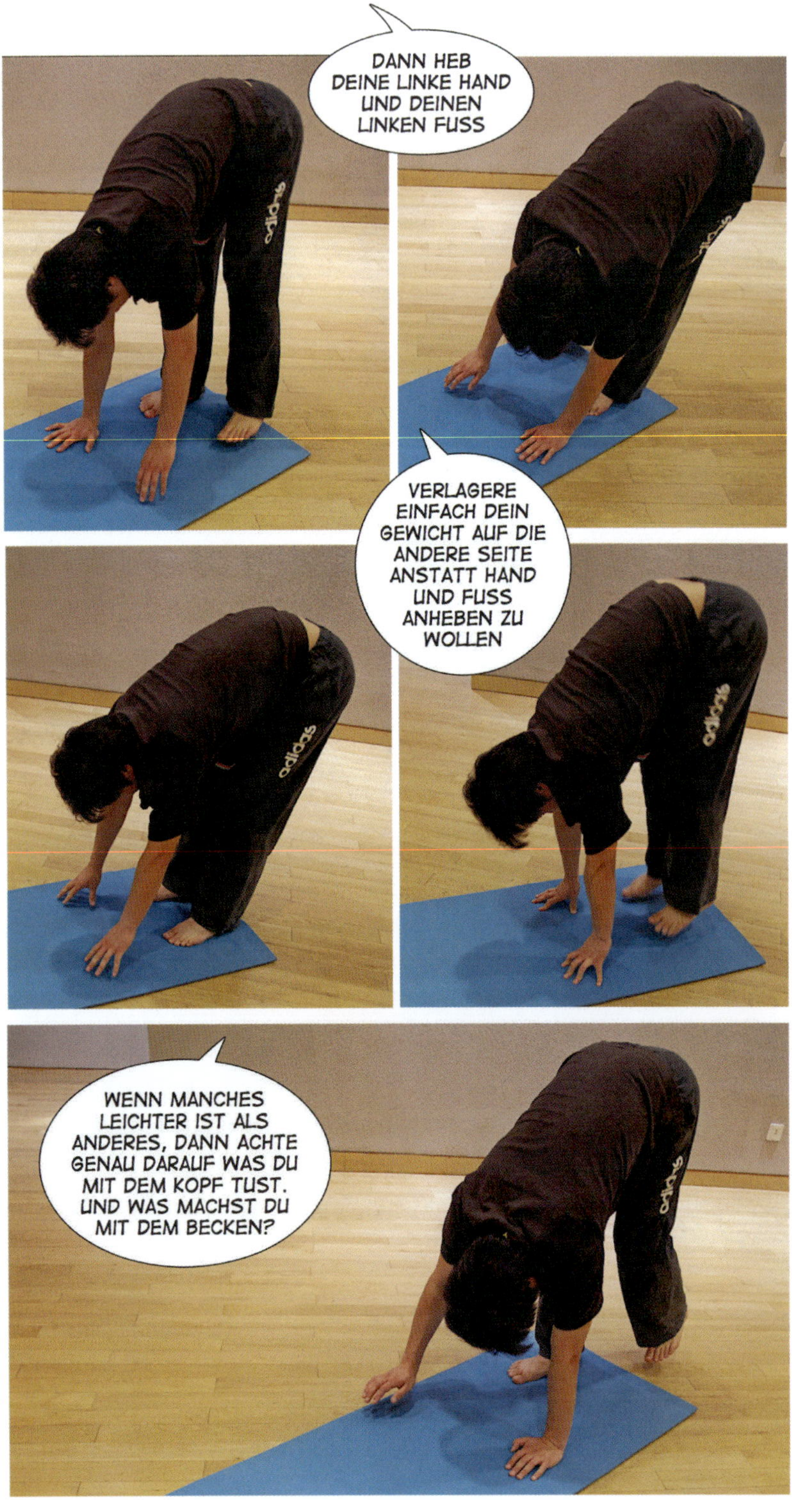
DANN HEB DEINE LINKE HAND UND DEINEN LINKEN FUSS
VERLAGERE EINFACH DEIN GEWICHT AUF DIE ANDERE SEITE ANSTATT HAND UND FUSS ANHEBEN ZU WOLLEN
WENN MANCHES LEICHTER IST ALS ANDERES, DANN ACHTE GENAU DARAUF WAS DU MIT DEM KOPF TUST. UND WAS MACHST DU MIT DEM BECKEN?

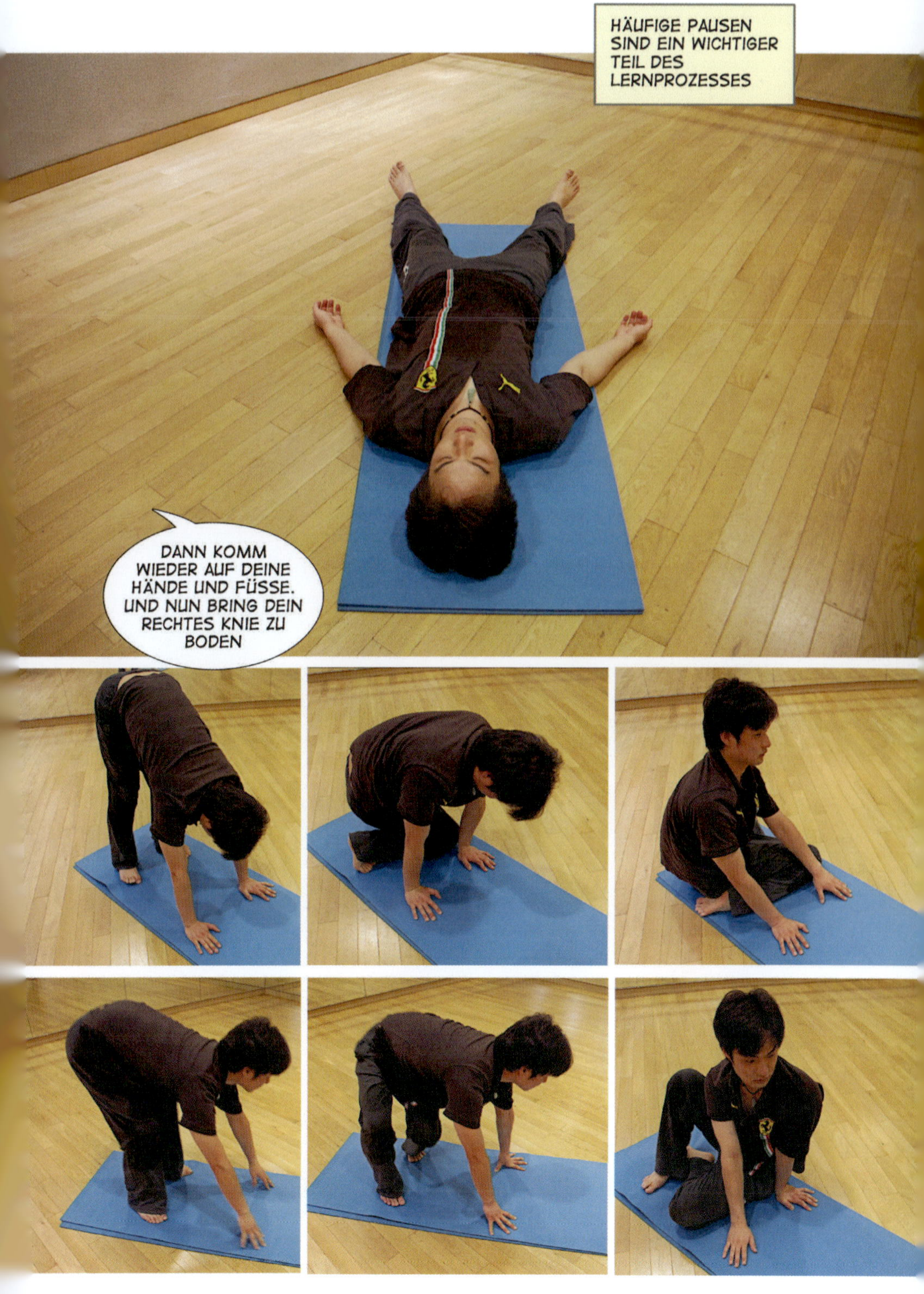
HÄUFIGE PAUSEN SIND EIN WICHTIGER TEIL DES LERNPROZESSES
DANN KOMM WIEDER AUF DEINE HÄNDE UND FÜSSE. UND NUN BRING DEIN RECHTES KNIE ZU BODEN

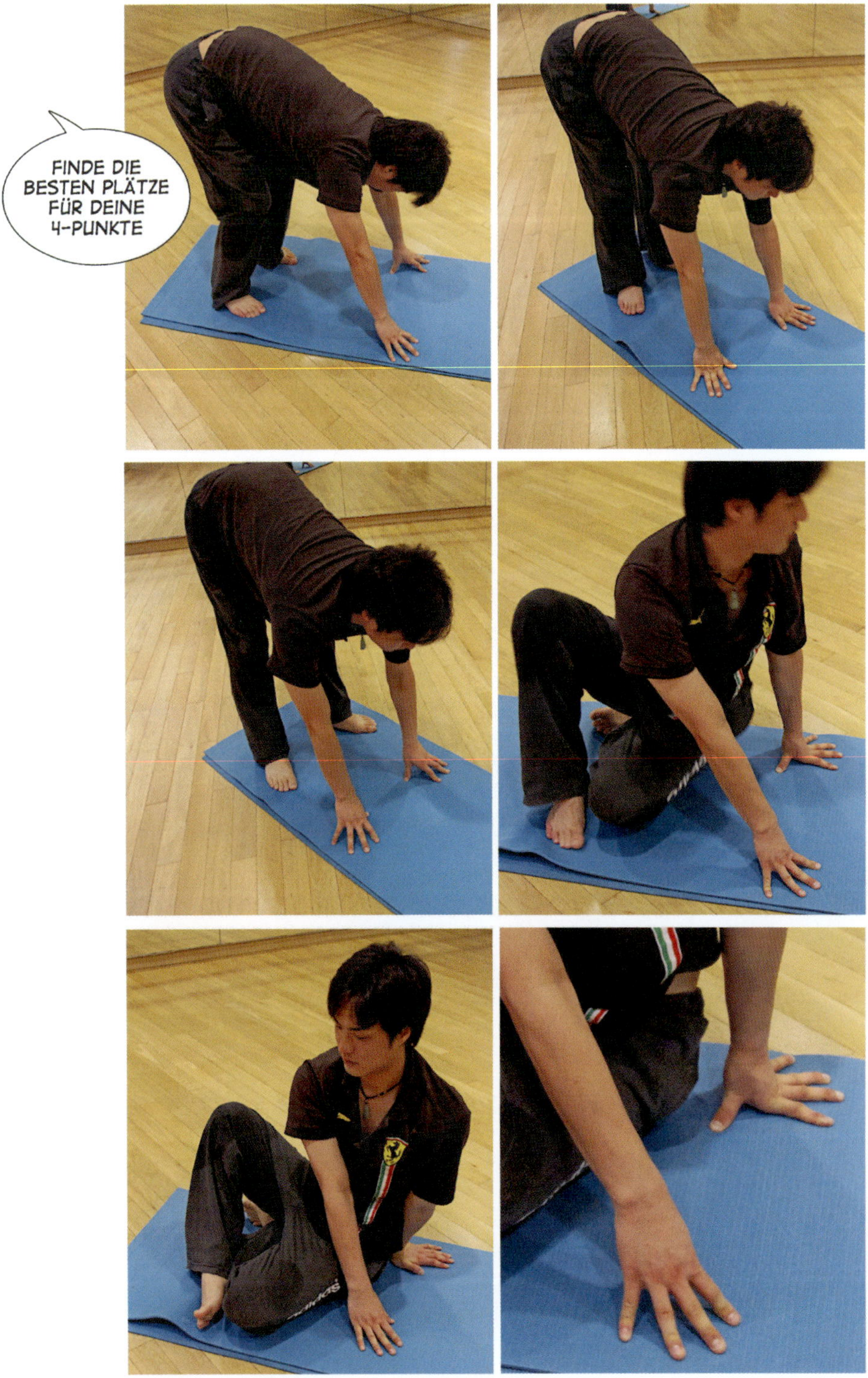
FINDE DIE BESTEN PLÄTZE FÜR DEINE 4-PUNKTE

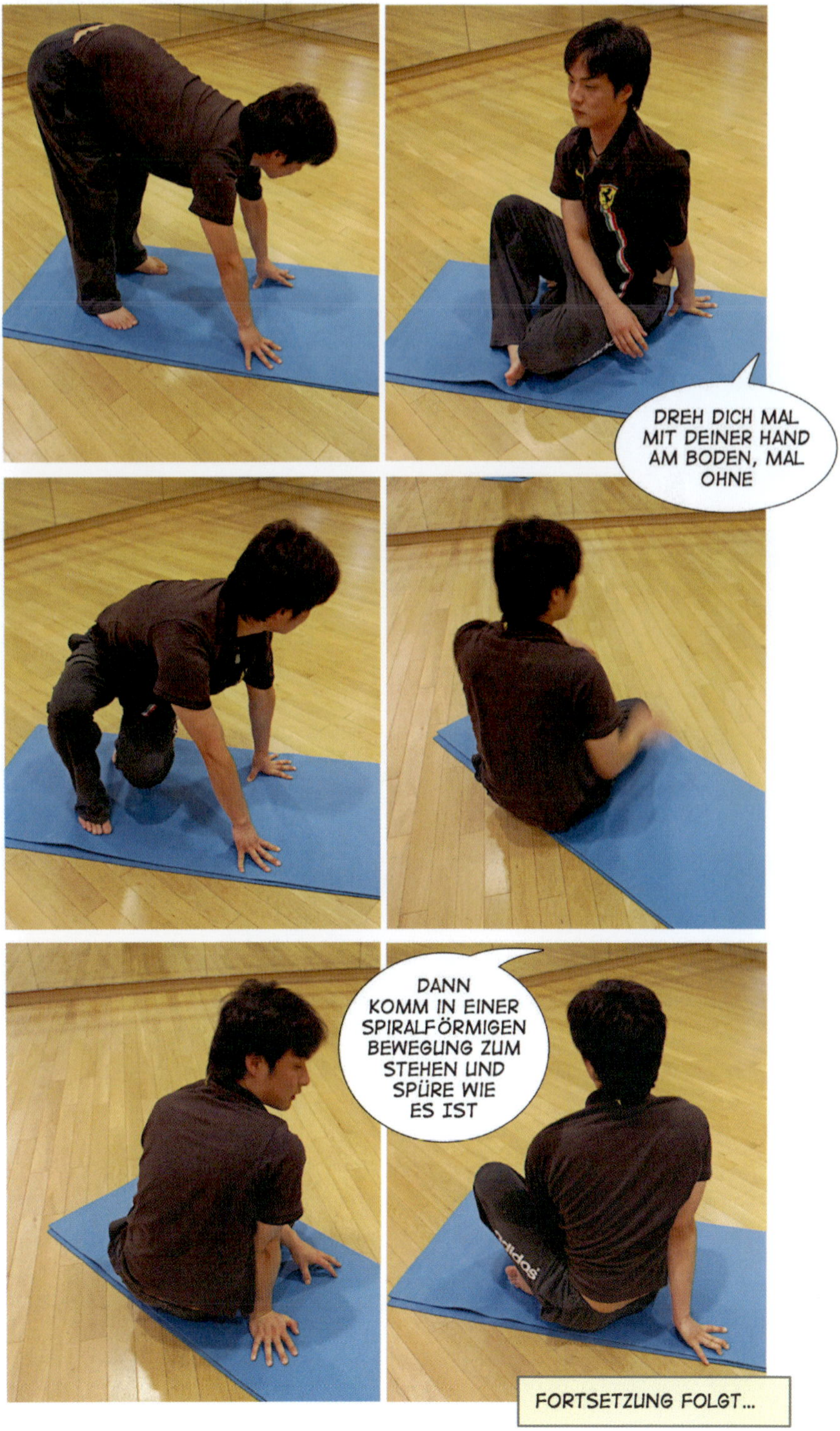
DREH DICH MAL MIT DEINER HAND AM BODEN, MAL OHNE
DANN KOMM IN EINER SPIRALFÖRMIGEN BEWEGUNG ZUM STEHEN UND SPÜRE WIE ES IST
FORTSETZUNG FOLGT...

BITTE DREH
DICH ÜBER
EINE SEITE,
KOMM
ZUM SITZEN,
UND DANN
ZUM STEHEN

Am Ende jeder Feldenkrais® Stunde werden alle aufgefordert zum Stehen zu kommen.

„Die ganze Welt ist Bühne" sagt William Shakespeare,
„Wie innen so aussen" Hermes Trismegistus,
„Spüre nach wie es jetzt ist und geh ein paar Schritte" der Feldenkrais® Lehrer.

Was auch immer es für dich ist, genieße das Gefühl und dann geh... und mach, was immer es auch ist, das du in deinem Leben machen möchtest.

Über den Autor

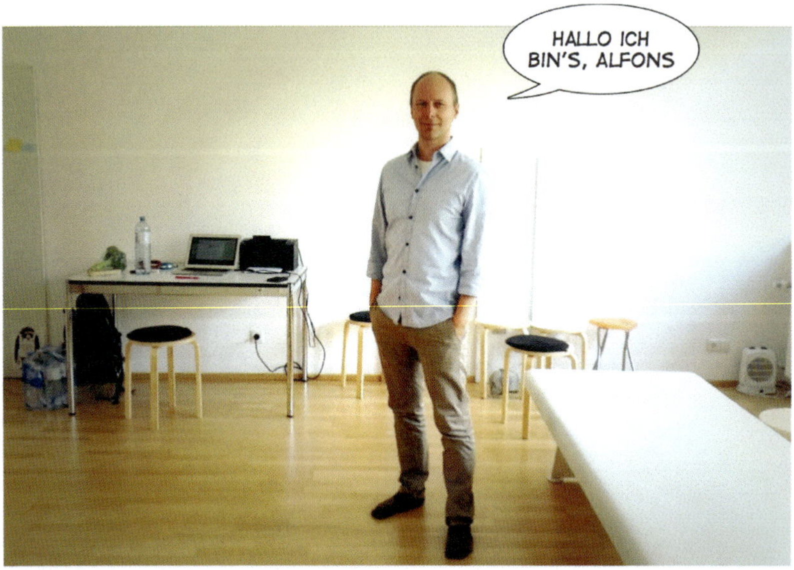

DI (FH) Alfons Grabher, geboren 1974 in Wien, studierte an der FH Technikum Wien biomedizinisches Ingenieurwesen. Er arbeitete über zehn Jahre lang als Software Consultant in Wien und im Bodenseeraum, sowie zwei Jahre an der FH Dornbirn im Bereich eLearning und Forschung. Nach berufsbegleitender Ausbildung zum Feldenkrais® Pädagogen (Paul Newton, München) übersiedelte er 2008 zu weiteren Studien nach Shanghai/China. Seit Mitte 2011 lebt er wieder in Österreich. Er bloggt, schreibt Bücher, macht YouTube-Videos und hat in Bregenz am Bodensee seine eigene Praxis, die „Feldenkrais Werkstatt".

Die Firma Amazon ist zwar nicht überall gleich beliebt, sie ist für uns freie Autoren aber sehr wichtig. Falls du dieses Buch bei Amazon gekauft hast, schreib doch bitte eine Kundenrezension. Vielen Dank!

★★★★★

Printed in Poland
by Amazon Fulfillment
Poland Sp. z o.o., Wrocław

54633144R00063